恶性高热基础与临床

唐瞻贵　王柏胜◉主编

科学技术文献出版社
SCIENTIFIC AND TECHNICAL DOCUMENTATION PRESS
·北京·

图书在版编目（CIP）数据

恶性高热基础与临床 / 唐瞻贵，王柏胜主编. —北京：科学技术文献出版社，2022. 6

ISBN 978-7-5189-8864-8

Ⅰ. ①恶…　Ⅱ. ①唐… ②王…　Ⅲ. ①遗传性代谢病—研究　Ⅳ. ① R589. 9

中国版本图书馆 CIP 数据核字（2021）第 273952 号

恶性高热基础与临床

策划编辑：李　丹　　责任编辑：李　丹　　责任校对：王瑞瑞　　责任出版：张志平

出 版 者　科学技术文献出版社

地　　址　北京市复兴路15号　　邮编　100038

编 务 部　（010）58882938，58882087（传真）

发 行 部　（010）58882868，58882870（传真）

邮 购 部　（010）58882873

官方网址　www.stdp.com.cn

发 行 者　科学技术文献出版社发行　全国各地新华书店经销

印 刷 者　北京时尚印佳彩色印刷有限公司

版　　次　2022 年 6 月第 1 版　2022 年 6 月第 1 次印刷

开　　本　710 × 1000　1/16

字　　数　153千

印　　张　12.25　彩插4面

书　　号　ISBN 978-7-5189-8864-8

定　　价　70.00元

编委会 Author

主　编：唐瞻贵　王柏胜

副主编：王月红　刘欧胜　胡延佳　刘　艳

顾　问：刘蜀凡　沈子华　赵素萍

编　者（以姓氏笔画为序）：

王　木　王　熹　王立萍　王任钦　王婧谊　方小丹
邓智元　左　军　卢若煌　田原野　付镇地　冯　春
宁炀博　成雨熹　曲彬彬　朱　武　朱文渊　朱梦波
全宏志　刘　洋　刘仕源　刘程辉　齐　鲁　许晓阳
阮晓慧　李　明　李　波　李　隽　李　敏　李君萍
李金茂　李洪远　李毅萍　杨　柳　肖　莎　肖　婷
邹　萍　汪伟明　张　洁　张　雷　张红艳　张春香
张俊卿　张海霞　陈　娟　林　芬　易　芳　罗骏思
周　典　周　奖　周　静　周玥颖　庞丹琳　郑胜平
赵丽莉　胡文武　洪珍珍　顾立群　徐邢环宇
徐靖奇　高　陆　郭俊涛　唐　茜　唐剑飞　唐艳萍
唐健霞　涂先登　宾　心　陶戴曦　彭　倩　谢　尚
谢长青　鲍明彦　潘　灏　燕　飞　薛　雨

主编简介 Author introduction

唐瞻贵 医学博士、博士后，教授，一级主任医师，博士研究生导师，中南大学湘雅名医，享受国务院政府特殊津贴。

现任湖南中南大学湘雅口腔医（学）院院长、中南大学口腔医学研究所所长。兼任美国临床肿瘤学会委员，国际口腔癌大会委员，中国整形美容协会口腔整形美容分会副会长，中华口腔医学会常务理事、口腔颌面外科专业委员会常务委员、口腔颌面外科专业委员会口腔颌面－头颈肿瘤内科学组副组长、口腔颌面肿瘤学组成员，湖南省医师协会口腔医师分会会长，湖南省口腔医学会副会长。

长期从事口腔颌面外科医疗、教学与科研工作，主攻方向为口腔颌面部肿瘤、恶性高热的临床与基础研究、颌面部整形、牙种植。

王柏胜 医学博士，主治医师。

现任湖南中南大学湘雅口腔医院口腔颌面外科主治医师。2014 年获得国家留学基金管理委员会资助，于美国耶鲁大学医学院进行博士联合培养。学术任职：中华口腔医学会口腔遗传病与罕见病专业委员会青年委员、牙及牙槽外科专业委员会青年委员、镇痛镇静专业委员会青年委员。

主要研究方向为牙槽外科、恶性高热、口腔颌面部肿瘤等。主持与参与省部级课题 5 项，发表 SCI 收录论文、CSCD 收录论文 10 余篇。

序 Preface

在中南大学的支持下，湘雅口腔医院组织了100余名来自全国各地的医学专家和学者编写出版了这本《恶性高热基础与临床》，这是我国口腔医疗卫生工作中的第一本有关恶性高热的专著。我为此感到由衷的高兴，并表示热烈祝贺！

恶性高热是一种较为罕见的常染色体显性遗传疾病，最早于1960年由Denbonought Lovel在*Lancet*上报道。恶性高热发病后进展迅速，临床医生往往对其认识不足，一旦误诊误治，患者死亡率非常高。在湘雅口腔医院，20世纪90年代由我科唐瞻贵教授发现并诊断出湖南第一例恶性高热病例。随后，唐瞻贵教授课题组逐渐积累了一批恶性高热病例的诊疗经验，在这个过程中，总结了一整套行之有效的治疗方法。注射用丹曲林作为恶性高热的特效药，在发达国家常备于各所医院，但我国由于种种原因并未广泛储备该药物，因而一旦发生恶性高热常常会导致患者死亡。唐瞻贵教授课题组所总结的：镇静止痉、全身降温、纠正水电解质失衡、严禁补钙、谨慎使用麻醉药品，对于缺乏特效药的医院具有重要的临床指导意义，对于挽救患者生命、提高救治率具有重要作用。相信广大临床医生通过《恶性高热基础与临床》这本书可以对恶性高热有一个全新的认识，并在该病的诊疗过程中胸有成竹。

编写《恶性高热基础与临床》是一项艰巨的任务。参加编写的专家来自全国各地，有在临床工作中积累了丰富经验的中青年专家，也有从事基础研究工作的青年医生。在本书的编写过程中，专家们一丝不苟地查阅大量国内外文献，并与自己的经验相结合，保证了《恶性高热基础与临床》一书的科学性。在此我向参与编写的各位专家表示衷心的感谢。

现代医学发展日新月异，新的技术、新的理论、新的药物层出不穷。《恶性高热基础与临床》难免存在不足，希望编者对广大医务工作者提出的建议与意见进行汇总修改，定期修订，使本书日臻完善。

沈子华

2022 年于长沙

目录 Contents

第 4 章　恶性高热的遗传学研究

第 5 章　恶性高热的病因学

第 6 章　恶性高热的危险因素

第 7 章　恶性高热的临床表现

第 8 章　恶性高热的诊断

第 9 章　恶性高热的鉴别诊断

第 10 章　恶性高热的治疗

第 11 章　恶性高热的预防和病例建库

第 1 章

发热导论

第1节 发热概述

发热是指机体在致热原或各种因素的作用下引起体温调节中枢功能障碍，导致体温升高超出正常范围。正常人的体温受体温调节中枢调控，并通过神经、体液途径使产热和散热过程呈动态平衡，保持体温在相对恒定的范围内。因此，体温升高的实质是体温正负调节相互作用的结果。如果各种原因导致产热增加或散热减少，人体就会发热。

一、正常体温与生理变异

正常人的体温一般在 36 ～ 37 ℃范围内，24 小时波动范围一般不超过 1 ℃，而正常体温因测量方式不同而有所差异：一般来讲，腋温 36.5 ～ 37 ℃，口温 36.3 ～ 37.2 ℃，肛温 36.5 ～ 37.7 ℃。在某些生理过程中，如剧烈运动、进餐后和女性月经前期、妊娠期等也可伴随体温的轻微升高。

二、症状与体征

发热患者可出现寒战、结膜充血、单纯疱疹、淋巴结肿大、肝脾肿大、出血、关节肿痛、皮疹等症状，严重者甚至会导致昏迷。发热可表现为全身或局部的温度升高，体温甚至可达 40 ℃以上，危及患者生命。

三、发热的危害

事实上，发热是机体的一种防御机制，短时间内一定程度的发热有利于机体抵抗感染，清除对机体有害的致病因素。发热后大多数患者是可以完全康复的。但是，持续的高热（超过 41 ℃）会给机体带来严重危害。发热可使机体代谢率提高，持续高热状态必定会引起机体能量物质过度消耗，诱发相关器官的功能不全甚至衰竭。

第 2 节　体温调节和发热机制

一、体温调节机制

体温调节是指温度感受器受到体内、体外环境温度的刺激，通过体温调节中枢的活动，相应地引起内分泌系统、骨骼肌、皮肤血管和汗腺等组织器官活动的改变，从而调整机体的产热和散热过程，使体温保持在相对恒定的水平。

（一）基本方式

1. 行为性体温调节

行为性体温调节即动物通过其行为使体温不至过高或过低的调节过程。如低等动物蜥蜴从阴凉处至阳光下来回爬动以尽量减小体温变动的幅度；又如人在严寒中原地踏步、跑动以取暖，均属此种调节。人类能根据环境温度不同而增减衣物，创设人工气候环境以祛暑御寒，可视为更复杂的行为性体温调节。

2. 自主性体温调节

自主性体温调节即动物通过调节其产热和散热的生理活动，如寒战、发汗、血管舒缩等，以保持体温相对恒定的调节过程。

（二）体温调节中枢

体温调节中枢主要位于下丘脑，该区有温度敏感神经元，对来自外周环境和体核温度信息起整合作用，通过神经递质的活动和能量代谢循环，使体温达到平衡。恒温动物下丘脑中存在体温调定点机制，即类似恒温器的体温调节机制。恒温动物有确定的体温调定点（如 37 ℃），如果体温偏离这个数值，则通过反馈系统将信息送回下丘脑体温调节中枢，下丘脑体温调节中枢整合来自外周环境和体核温度感受器的信息，将这些信息与调定点比较，相应地调节散热机制或产热机制，维持体温的恒定。

体温调定点不是一成不变的，相反，体温的变化恰恰是根据体温调定点而改变的。发热时，首先是中枢感受器感受到刺激，从而导致体温调定点上移，然后通过机体的代谢增加达到体温调定点。

（三）体温调节过程

1. 产热过程

机体代谢过程中释放的能量，只有 20% ～ 25% 用于做功，其余都以热能形式发散体外。产热最多的器官是内脏（尤其是肝脏）和骨骼肌。

冷环境刺激可引起骨骼肌的寒战反应，使产热量增加 4 ～ 5 倍。产热过程主要受交感 – 肾上腺系统和甲状腺激素等因子的控制。因热能来自物质代谢的化学反应，所以产热过程又称化学性体温调节。

2. 散热过程

体表皮肤可通过辐射、传导、对流和蒸发等物理方式散热，所以散热过程又叫物理性体温调节。

辐射是将热能以热射线（红外线）的形式传递给外界温度较低的物体；传导是将热能直接传递给与身体接触温度较低的物体；对流是将热能传递给同体表接触的低温空气层使其受热膨胀而上升，与周围的低温空气相对流动而散热，空气流速越快则散热越多。

散热的速度主要取决于皮肤与环境之间的温度差。皮肤温度越高或环境温度越低，则散热越快。当环境温度与皮肤温度接近或相等时，上述 3 种散热方式便无效。如环境温度高于皮肤温度，则机体反而要从环境中吸热。变温动物常从环境中获得热能。

综上所述，人的体温恒定是在神经和体液的共同调节下，使机体的产热和散热过程保持相对的平衡而实现的。人体通过皮肤温度感受器感受环境温度的变化，从而引起传入冲动，神经冲动沿着神经纤维传向体温调节中枢，体温调节中枢就会做出相应的机体调节，使人体温度适应外界温度变化。而体温的变化又受到不同因素的影响，温度变化也对人的生理活动和功能产生不同程度的影响，而每个人的适应性是不同的，这就使我们觉得对温度变化的敏感性有所不同。

二、发热机制

在正常生理条件下，体温调节中枢感知温度信息，反馈调节产热和散热过程，体温与调定点相适应，保持动态平衡。当机体因致热原或其他各种原因引起体温调节中枢功能障碍时，产热增加或散热减少，体温调定点升高，则称为发热。导致发热的致热原一般有两种，即外生性致热原和内生性致热原。

（一）致热原

发热激活物包括外生性致热原和某些体内产物，是指能激活机体产致热原细胞，使之产生和释放内生性致热原，进而引起体温升高的物质。

1. 外生性致热原

外生性致热原是指来自体外的发热激活物，属于感染性因素，主要包括细菌及其毒素、病毒、真菌、寄生虫和其他病原微生物。外生性致热原一般为大分子物质，不能通过血－脑脊液屏障直接作用于体温调节中枢，而是通过激活血液中的中性粒细胞、嗜酸性粒细胞和单核吞噬细胞系统，使其释放内生性致热原。

2. 体内产物

某些体内产物可激活产内生性致热原细胞产生和释放内生性致热原，属于非感染性因素。这些体内产物包括抗原－抗体复合物、致炎物和炎症灶激活物、致热性类固醇等。

3. 内生性致热原

内生性致热原（endogenous pyrogen，EP）是指在发热激活物的作用下，由体内某些细胞产生和释放的引起体温升高的物质，可通过血－脑脊液屏障直接作用于体温调节中枢的调定点，使调定点（温阈）上升。机体内能够产生和释放 EP 的细胞，主要有单核细胞和组织巨噬细胞（如肝星形细胞、脾巨噬细胞、骨髓巨噬细胞、滑膜巨噬细胞、腹腔巨噬细胞和肺泡巨噬细胞等）。此外，某些肿瘤细胞、血管内皮细胞、肾小球系膜细胞等也可产生和释放内生性致热原。目前明确的主要 EP 有白细胞介素 -1（interleukin-1，IL-1）、肿瘤坏死因子（tumor necrosis factor，TNF）、干扰素（interferon，IFN）、白细胞介素 -6（interleukin-6，IL-6）。

（二）致热信号传入中枢的途径

1. EP 通过血－脑脊液屏障转运入脑，这是一种较直接的信号传递方式。在研究中观察到，血－脑脊液屏障的毛细血管床部位分别存在有 IL-1、IL-6、TNF 的可饱和转运机制，推测其可将相应的 EP 特异性地转运入脑。另外，作为细胞因子的 EP 也可能从脉络丛部位渗入或易化扩散入脑，通过脑脊液循环分布到下丘脑。但这些推测还缺乏有力的证据，有待进一步证实。

2. EP 通过终板血管器作用于体温调节中枢。终板血管器位于视上隐窝上方，紧靠下丘脑，是血－脑脊液屏障的薄弱部位。该处存在有孔毛细血管，对大分子物质有较高的通透性，EP 可能由此入脑。但也有学者认为，EP 并不直接进入脑内，而是被分布在此处的相关细胞（如巨噬细胞、神经胶质细胞等）膜受体识别结合，产生新的信息（如发热介质等），将致热原的信息传入下丘脑。

3. EP 通过迷走神经向体温调节中枢传递发热信号。最近的研究发现，细胞因子可刺激肝巨噬细胞周围的迷走神经将信息传入中枢，切除膈下迷走神经或切断迷走神经肝支后腹腔注射 IL-1 或静脉注射脂多糖不再引起发热。因为肝迷走神经节旁神经上有 IL-1 受体，肝脏 Kupffer 细胞又是产生这类因子的主要细胞。因此，是否存在肝脏产生的化学信号激活迷走神经从而将发热信号传入中枢的机制，有待进一步研究。

（三）体温升高机制

发热通常是由发热激活物作用于机体，激活产 EP 细胞，产生和释放 EP。EP 可以通过血－脑脊液屏障作用于体温调节中枢的体温调定点，使调定点上升，对体温加以重新调节并发出冲动，再通过垂体内分泌因素使代谢增加或通过运动神经使骨骼肌阵缩，导致产热增加。与此同时，EP 可以通过交感神经使皮肤、血管和立毛肌收缩，停止排汗，散热减少，综合作用的结果决定调定点上移的水平与发热的幅度和时程。在体温上升的同时，负调节中枢也被激活，产生负调节介质，限制调定点的上移和体温的上升。

发热的机制虽有许多细节未查明，但大致可总结为 4 个环节，多数情况下：发热的第一个环节是发热激活物的作用；发热共同的中间环节为 EP 的产生和释放；第三个环节是中枢机制；第四个环节是调定点上升后引起调温效应器反应。

许多学者推测有某些中枢介质（也称为中枢发热介质）参与发热的中枢机制，它们可被分为正调节介质和负调节介质。正调节介质包括前列腺素 E、促肾上腺皮质素释放素、环磷酸腺苷、Na^{+}/Ca^{2+} 比值、一氧化氮（NO）等。负调节介质包括精氨酸升压素、脂皮质蛋白 -1 等。

发热时，体温很少超过 41 ℃，通常达不到 42 ℃，这种发热时体温上升被限制在一定范围内的现象称为热限。热限是机体的自身保护机制，对于防止体温无限上升危及生命有重要意义，其基本机制可能是体温的负反馈调节。当发热一段时间后，发热激活物被控制，EP 和增多的正调节介质被清除，同时负反馈介质释放增多，作用增强，正负反馈相互作用，共同维持体温上升水平。

第 3 节 发热的病因与常见疾病

发热的病因很多，临床上可分为以下 3 类。

一、感染性发热

感染性发热指由各种病原体如细菌、病毒、肺炎支原体、立克次体、真菌、螺旋体和寄生虫等侵入后引起的发热。其中，以细菌引起者占多数，病毒次之。细菌感染主要为化脓性细菌感染和结核感染等。

（一）细菌性感染

细菌引起的感染可分为院外感染和院内感染。院外感染常见的致病菌为革兰阳性菌，如金黄色葡萄球菌、肺炎链球菌、化脓性链球菌等，革兰阴性菌如大肠杆菌、流感嗜血杆菌等。引起院内感染的则多为有耐药性的金黄色葡萄球菌、表皮葡萄球菌、肠球菌、克雷伯氏菌、产气杆菌和绿脓杆菌等。

1. 化脓性细菌感染

化脓性细菌感染以脓毒症和感染性心内膜炎较常见，其血培养的阳性率较高，可达 60% ～ 70%，致病菌以革兰阳性菌较多见，主要有葡萄球菌、链球菌、白喉杆菌和枯草杆菌等。这类细菌全菌体、菌体碎片和释放的外毒素均是重要的致热物质。革兰阴性菌的典型菌群有大肠埃希菌、伤寒杆菌、淋病奈瑟菌、脑膜炎球菌、志贺菌等。这类菌群的致热性物质除全菌体和胞壁中所含的肽聚糖外，其胞壁中所含的内毒素是主要的致热成分。腹腔、盆腔脏器的局灶性感染（如肝脓肿、脾脓肿、盆腔脓肿等）在化脓性细菌感染中也占有较大比例，且其血培养阳性率较低，诊断依赖影像学检查、脓肿穿刺和诊断性抗感染治疗效果等。

2. 结核感染

结核感染包括肺结核和肺外结核，是感染性发热中仅次于化脓性细菌感染的病因，对于疑似感染性疾病的发热患者，除了首先考虑化脓性细菌感染可能，也应重视发现结核菌感染的证据。肺结核通过典型的结核中毒症状、肺部影像学检查和结核菌纯化蛋白衍生物皮试等，确诊并不困难。

3. 呼吸系统感染性疾病

呼吸系统感染性疾病如各种细菌导致的肺炎、严重急性呼吸综合征、社区获得性肺炎、院内获得性肺炎、肺脓肿和脓胸、支气管扩张合并感染、肺部真菌感染等，这些都是引起呼吸系统感染性发热的重要病因。

（二）病毒感染

病毒感染是人体常见的传染病。常见的有流感病毒、SARS 病毒、麻疹病毒、柯萨奇病毒、新型冠状病毒（COVID-19）等。流感、SARS、COVID-19 等病毒感染最主要的症状就是发热。

（三）其他感染性发热

如肾综合征出血热、传染性单核细胞增多症、流行性乙型脑炎、急性病毒性肝炎、急性局灶性细菌性感染、败血症等均可引起感染性发热。

二、非感染性发热

（一）血液病

血液病如白血病、淋巴瘤、溶血反应等。

（二）结缔组织病

结缔组织病如系统性红斑狼疮、皮肌炎、硬皮病、类风湿关节炎和结节性多动脉炎等。

（三）变态反应性疾病

变态反应性疾病如风湿热、药物热、血清病、溶血反应等。

（四）内分泌代谢疾病

内分泌代谢疾病如甲状腺功能亢进症、甲状腺炎、痛风、重度脱水等。

（五）血栓和栓塞疾病

血栓和栓塞疾病如心肌梗死、肺梗死、脾梗死、肢体坏死等，通常称为吸收热。

（六）颅内疾病

颅内疾病如脑出血、脑震荡、脑挫伤等，为中枢性发热。癫痫持续状态也可引起发热，为产热过多所致。

（七）皮肤病变

皮肤广泛病变致皮肤散热减少而发热，见于广泛型皮炎、鱼鳞癣等。慢性心力衰竭也可引起发热。

（八）恶性肿瘤

各种恶性肿瘤均有可能出现发热。

（九）物理和化学性损害

如中暑、大手术后、内出血、骨折、大面积烧伤和重度安眠药中毒等。

（十）自主神经功能紊乱

由于自主神经功能紊乱，影响正常的体温调节过程，使产热大于散热，体温升高，多为低热，常伴有自主神经功能紊乱等其他表现，属功能性发热范畴。常见的功能性低热有：

1. 原发性低热：由自主神经紊乱所致的体温调节障碍或体质异常，低热可持续数月至数年之久，热型较规则，体温波动范围较小，多在0.5 ℃以内。

2. 感染治愈后低热：由于病毒、细菌、原虫等感染致发热后，低热不退，而原有感染已治愈。此系体温调节功能仍未恢复正常所致，但必须与因机体抵抗力降低而导致潜在的病灶（如结核）活动或其他新感染所致的发热相区别。

3. 夏季低热：低热仅发生于夏季，秋凉后自行退热，每年如此反复出现，连续数年后多可自愈。多见于因体温调节中枢功能不完善、夏季身体虚弱且营养不良或脑发育不全等的幼儿。

4. 生理性低热：如精神紧张、剧烈运动后等均可出现低热。月经前和妊娠初期也可有低热现象。

三、不明原因发热

不明原因发热是指持续 2 ～ 3 周以上，体温在 38.5 ℃以上，经详细询问病史、体格检查和常规实验室检查仍不能明确诊断者。其病因复杂，可能是细菌、病毒、立克次体、螺旋体、原虫等微生物入侵人体后机体产生的一种病理生理反应，亦可能是肿瘤或自身免疫性疾病的临床表现，此时进一步检查处理十分重要。

第 4 节　发热的鉴别诊断

一、感染性疾病

（一）败血症

致病菌通过破损的皮肤、黏膜或由其一感染灶中释放出来，经淋巴管和静脉进入血液生长繁殖并产生毒素而致病。常见的是金黄色葡萄球菌败血症和革兰阴性菌败血症。前者起病急，突发寒战、高热，热型多呈弛张热，以多形性皮疹、皮肤黏膜出血点、关节肿痛、心内膜炎和迁徙性化脓病灶为主要临床表现，外周血白细胞和中性粒细胞明显升高。革兰阴性菌败血症常为弛张热、间歇热或双峰热，可伴相对缓脉、坏死性皮疹、肝脾肿大和感染性休克。部分患者外周血白细胞可以不高，多次血培养和骨髓培养有助于致病菌的检出。通常认为最好的取血时间应当在抗生素使用之前和寒战、高热出现时。鲎溶解物试验阳性提示有革兰阴性杆菌内毒素存在，但也有假阳性和假阴性者。

（二）结核病

1. 粟粒性肺结核

粟粒性肺结核可有高热、寒战、气促和全身中毒症状，胸片示弥漫性小结节影。

2. 浸润性肺结核

浸润性肺结核可有发热、咳嗽、咳血痰、乏力、食欲缺乏、消瘦、盗汗等，痰液结核杆菌培养可呈阳性，胸片示一侧或双侧上肺斑片状或斑点状阴影，同时可有纤维化和钙化。

3. 肺外结核

肺外结核包括结核性脑膜炎、结核性胸膜炎、腹膜结核、淋巴结结核、肾结核等。临床有全身中毒症状和伴随症状。血常规白细胞一般正常或稍增高，可有血沉增快，结核菌素试验阳性。诊断性治疗有效。

（三）伤寒

伤寒起病缓慢，体温呈梯形上升，稽留型持续高热，伴有表情淡漠、相对缓脉、玫瑰疹。典型病例在病程 1 周内可出现肝脾肿大。血白细胞计数减少，肥达氏反应阳性，血培养分离出伤寒杆菌。近年来由于抗生素的广泛使用，伤寒的不典型病例增多，并发症增多且类型复杂，应予重视。

（四）流行性出血热

鼠类是流行性出血热的传染源，春夏季和秋冬季均可流行。临床分为发热期、低血压期、少尿期、多尿期、恢复期 5 期。发热期起病急骤，体温一般在 39 ～ 40 ℃，热型以弛张热为多，伴有头痛、眼痛、眼眶痛、视物模糊、口渴、恶心、呕吐、腹痛、腹泻等，颜面和眼眶区充血，上胸部潮红，腋下可见散在出血点。血常规白细胞增多，淋巴细胞增多，血小板计数下降。胸片可出现弥漫性渗出性改变。

（五）疟疾

夏秋季发病率高，高热前有明显寒战，体温可达 40 ℃以上，伴大量出汗，可有脾肿大和贫血，血常规白细胞计数偏低。对于疑为疟疾的患者，如多次血涂片或骨髓涂片中始终未找到疟原虫，可试用氯喹进行诊断性治疗。

（六）感染性心内膜炎

患有先天性心脏病、风湿性心瓣膜病或心脏手术后的患者，出现不明原因的高热伴有全身乏力、进行性贫血和栓塞现象，体检于皮肤、黏膜、甲床等处可见出血点，心脏听诊出现新的杂音或原有杂音性质改变，或伴有心律失常，需考虑感染性心内膜炎的可能性，反复做血培养有助于明确诊断。

（七）艾滋病

高危人群如存在下列 2 项或 2 项以上表现者，应考虑艾滋病可能：

1. 间歇或持续发热 1 个月以上。
2. 全身淋巴结肿大。
3. 慢性咳嗽或腹泻 1 个月以上。
4. 体重下降 10% 以上。
5. 反复出现带状疱疹或单纯疱疹感染。

6. 口咽念珠菌感染。

进一步确诊需做 HIV 抗体、HIV-RNA 检测和 $CD4^{+}T$ 淋巴细胞计数检查等。

（八）流行性感冒

流行性感冒在冬春季好发，易暴发流行。多以高热起病，伴头痛、乏力、周身酸痛，体温可达 39 ～ 40 ℃，持续 2 ～ 3 天逐渐消退，可出现鼻塞、流涕、咽痛、咳嗽、血丝痰，合并细菌感染者为脓痰，少数患者可有呼吸困难或消化道症状。血常规白细胞计数正常、减少或略增加，淋巴细胞比例可增加。

（九）传染性非典型肺炎 / 严重急性呼吸道综合征

传染性非典型肺炎 / 严重急性呼吸道综合征（severe acute respiratory syndrome，SARS）的病原体可能为一种新型的冠状病毒，传染源为其患者和潜伏期病原携带者，以近距离空气飞沫和密切接触为传播方式。其临床过程急骤，多以发热为首发症状，体温一般在 38 ℃以上，可伴有头痛、全身不适或肌肉痛，可有干性咳嗽，严重者有气促甚至呼吸窘迫。血常规白细胞计数一般不升高或降低，常有淋巴细胞计数减少。胸部 X 线片呈不同程度片状、斑片状浸润性阴影或网状改变。本类“非典型肺炎”与已知由肺炎支原体、肺炎衣原体、军团菌和常见呼吸道病毒所致的非典型肺炎不同，具有传染性强、聚集性发病、临床表现较重、病情进展快、危害大等特点，尤以年龄大于 50 岁或合并有基础疾病者预后较差。

（十）军团病

军团病是由军团菌引起的急性呼吸道传染病，传播途径主要为经供水系统、空调和雾化而被吸入。年龄大、有免疫低下等疾病者易发军团病。起病表现为高热、寒战、乏力、肌痛、干咳、腹泻等，重者可有呼吸困难和神经精神症状。血常规白细胞计数多增高，中性粒细胞核左移，可伴有肾功能损伤。胸片早期为外周性斑片状肺泡内浸润性阴影，继而出现肺实变，下叶较多见。

（十一）急性细菌性肺炎

急性细菌性肺炎是细菌感染引起的肺部炎症。根据病变累及范围又分为大叶性肺炎和支气管肺炎。患者可出现发热、咳嗽、咳脓痰等症状，胸片示肺内炎性浸润性阴影，血常规白细胞计数或中性粒细胞增高，或合格痰标本培养可分离到有意义的病原菌。

（十二）局部性感染

局部性感染以肝脓肿、胆道与泌尿生殖道急性感染、腹腔内脓肿较为常见，急性感染可引起高热、乏力、腰酸、腹痛、恶心、呕吐及其他伴随症状，应观察患者体征变化，并反复做相关实验室检查和辅助检查，这对病灶的发现均有重要价值。

（十三）真菌感染

长期应用抗生素、糖皮质激素或免疫抑制剂的患者易发生机会性真菌感染。临床可表现为发热持续不退，伴有寒战、盗汗、厌食、体重减轻、全身不适或咳嗽、咯血等，应考虑口咽或深部真菌感染可能，有条件可行真菌培养或给予抗真菌药物观察治疗。

二、非感染性疾病

（一）系统性红斑狼疮

系统性红斑狼疮多见于年轻女性，发热病程较长。急性发作期可出现高热，体温可达 39 ～ 40 ℃，多伴有关节酸痛、皮损、面部蝶形红斑、日光过敏、贫血、乏力、肢端动脉痉挛、出血点等。临床和实验室检查提示肝、肾、心、肺等多脏器受损，同时可伴有溶血性贫血，白细胞、血小板减少，血沉增快，抗核抗体阳性（阳性率最高），抗平滑肌抗体阳性（特异性最高），骨髓和外周血液中可出现狼疮细胞，皮肤活检阳性。

（二）风湿热

风湿热多见于青少年，发病前往往先有急性咽炎或扁桃体炎病史，为溶血性链球菌感染后引起的全身性变态反应。患者多有发热，多数为不规则热，常伴有游走性关节疼痛、心率增快、心律失常等。部分患者于躯干和四肢内侧出现环形红斑。病变关节区可见皮下结节，坚硬无痛，与皮肤不粘连。实验室检查提示血沉加速、黏蛋白增高、抗链球菌溶血素“O”滴定度升高。

（三）皮肌炎

皮肌炎的临床表现多有高热，伴周身不适、极度乏力和对称性全身肌肉剧痛和压痛，患者不能坐立和伸展。

（四）成人斯蒂尔病

成人斯蒂尔病旧名“变应性亚败血症”，以间歇性高热、皮疹和关节症状为主要特征，还伴有淋巴结肿大、肝脾肿大、白细胞计数增高、血沉加快、类风湿因子和抗核抗体均阴性、多次血培养阴性、抗生素治疗无效、糖皮质激素治疗有效等特点。

（五）血液病

急性白血病、恶性淋巴瘤、恶性组织细胞增多症、骨髓增生异常综合征、急性再生障碍性贫血、多发性骨髓瘤等血液病可表现为长期发热，发热多为弛张型、间歇型或周期型，病程可持续数周至数月不退，患者多伴有不同程度的面色苍白、出血倾向、肝脾肿大或淋巴结肿大，往往需做骨髓穿刺、淋巴结活检等检查，有时需反复多次才能确诊。

（六）各种恶性肿瘤

肿瘤患者可出现中度或中度以上的发热，以消化道、呼吸道恶性肿瘤，骨肉瘤和肾癌，肾上腺癌为多见，患者多伴有进行性消瘦、食欲不振和病变脏器的相关症状。

（七）药物热

发热患者使用解热镇痛药、磺胺类药、某些抗生素或安眠药等药物后，发热持续不退或又复升，或原先无发热者出现发热，临床无新的感染证据，可伴有多形性皮疹、关节痛、淋巴结肿大和嗜酸粒细胞增多等表现，患者一般情况尚好、无中毒症状者，应考虑药物热的可能。可在严密观察下停用可疑药物，如数日内体温降至正常，则可做出药物热的诊断。

第 5 节　发热的基本治疗

发热是多种疾病所共有的病理过程，治疗的关键是去除引起发热的原发疾病。应对措施主要分病因治疗和对症治疗 2 种。

一、病因治疗

前述可知，发热的病因主要分为感染性和非感染性。针对感染性疾病，主要是控制感染病灶和去除病原体。而针对非感染性疾病，需对因治疗。

二、对症治疗

（一）药物退热

目前临床常用的解热药包括非甾体抗炎药和糖皮质激素类药物。治疗原理以控制发热的机制为主，包括干扰或阻止 EP 的合成和释放、妨碍或对抗 EP 对体温调节中枢的作用和阻断发热介质的合成。

（二）物理降温

可通过饮水、温水擦浴、乙醇擦浴等物理方式降低体温。

（三）冬眠疗法

冬眠疗法是一种以药物和物理降温相结合的降温法，具有中枢神经保护抑制作用，可降低代谢和耗氧量。

（四）支持治疗

加强对高热或持续发热患者（尤其是老年患者）的护理，注意水、电解质和酸碱平衡，密切监测生命体征。退热时大量排汗可导致血容量不足，应注意预防脱水和休克的发生。

参考文献

[1] 万学红，卢雪峰 . 诊断学 [M]. 8 版 . 北京：人民卫生出版社，2013.

[2] 肖献忠 . 病理生理学 [M]. 3 版 . 北京：高等教育出版社，2013.

[3] 李楚杰 . 发热时体温的正调节和负调节 [J]. 中国病理生理杂志，1994，10（5）: 553-557.

[4] 冯新为 . 病理生理学 [M]. 北京：人民卫生出版社，1993：114.

[5] USHIKUBI F，SEGI E，SUGIMOTO Y，et al. Impaired febrile response in

mice lacking the prostaglandin E receptor subtype EP3[J]. Nature，1998，395（6699）：281-284.

[6] 李菁，张穗梅，王达安，等 . 内毒素、IL-1β 对家兔下丘脑神经细胞内游离钙浓度的影响 [J]. 中国病理生理杂志，2000，16（7）：623-626.

[7] PALMI M，SGARAGLI G. Hyperthermia induced in rabbits by organic calcium antagonists[J]. Pharmacology Biochemistry and Behavior，1989，34（2）：325-330.

[8] EASTIN C，EASTIN T. Clinical characteristics of coronavirus disease 2019 in China[J]. Journal of Emergency Medicine，2020，58（4）：711-712.

[9] 盛瑞媛 . 全国发热性疾病学术研讨会纪要 [J]. 中华内科杂志，1999（11）：3-5.

第 2 章

恶性高热的基本概述与流行病学

第 1 节　恶性高热的基本概述

恶性高热（malignant hyperthermia，MH）是一种较为罕见的常染色体显性遗传疾病，是由卤代类吸入麻醉剂（氟烷、异氟烷等）和去极化肌肉松弛药（琥珀酰胆碱）所触发的一种骨骼肌异常高代谢状态。MH 首次由 Denborough 和 Lovel 在 1960 年的 *Lancet* 上报道，其临床表现为全身高热，但是与普通发热不同的是，该病是一种遗传性的骨骼肌钙通道异常疾病。当患者接触到诱发麻醉药物(吸入麻醉剂和去极化肌松药）或处于特定状态时，骨骼肌钙通道调节紊乱，出现剧烈收缩，导致体温迅速升高，全身处于异常高代谢状态，若未及早诊断和治疗，患者可出现全身多器官功能衰竭，病情严重者最终导致死亡。MH 罕见，一旦发病，病情进展迅速，死亡率较高。由于恶性高热好发于青少年，患者多伴有唇腭裂、特发性脊柱侧弯、斜视、上睑下垂、腹股沟疝等先天性疾病，同时死亡率高，越来越受到广大麻醉医师和口腔颌面外科医师的重视。

目前对 MH 的发病机制还没有明确统一的结论。主流的针对 MH 的研究认为，MH 是由于骨骼肌细胞内钙离子出现了调节障碍，从而引起肌细胞质内钙离子浓度的异常升高，引发众多的功能障碍。三磷酸腺苷（adenosine-tripho sphate，ATP）水平的下降导致细胞膜的破坏，钾离子和肌酸激酶的释放都可能与该病的发生有关。此外，细胞膜上的钠离子通道结构改变与脂肪酸也可能是 MH 发生的原因。脂肪酸可作用于钠离子通道，当作用于骨骼肌细胞膜时，可改变膜两侧的电生理，而骨骼肌细胞膜上的钙离子通道为电压门控型，所以会间接导致钙离子通道的改变，因此可以导致 MH。另外，高体温下氟烷诱导钙离子释放阈值可被脂肪酸明显降低。进一步研究其他新的离子通道是否参与细胞膜结构的调控是非常有必要的。

1971 年，Ellis 等通过患者的家系研究提出 MH 是一种遗传疾病，具有遗传异质性。20 世纪 90 年代，随着全麻手术的开展日益广泛，MH 发病的病例也逐渐增多，众多学者通过大量的家系研究证实，MH 的遗传方式为常染色体显性遗传。现在普遍认为与 MH 有关的基因突变主要为兰尼定受体 1 型（ryanodine receptor1，*RYR1*）基因，也可能与位于染色体 1q32 上编码二氢吡啶受体 α1 亚单位的 *CACNA1S*（L type voltage-dependent calcium channel，L 型电压门控钙离子通道）基因的突变有关。此外，还有多个染色体上的基因为 MH 的候选基因。由于基因突变分析的假阴性率高，目前尚不能依靠基因学来诊断 MH。

第 2 节　恶性高热的流行病学

MH 在人群中的发病率为 1 ：（50 000 ～ 100 000）～ 1 ： 5000，儿童可高达 1/15 000 ～ 1/3000，麻醉患者中婴幼儿 MH 发病率为 1/15 000，成人为 1/50 000。在我国，对 MH 的流行病学调查主要是来自于临床医师的病例报道，根据 1970—2018 年的 MH 病例回顾性分析（病例数据来源于中国知网、万方数据、PubMed 和 Elsevier 等），MH 整体发病率呈逐年增加趋势，从图 2-1 中可以看出在 1990—2000 年 MH 的发病人数增长最快。男性患者也明显多于女性患者，男女比例约为 3 : 1（图 2-2）。其中各年龄段人数见图 2-3。随着对 MH 的发病机制的了解、治疗方法的完善和特效药丹曲林（Dantrolene）的使用，MH 的治愈率逐年增加（图 2-4）。不同地区与国家 MH 发病率不尽相同：在日本，MH 总体发病率为 1/100 000 ～ 1/73 000；在美国，MH 总体发病率为 1 ：（50 000 ～ 100 000）～ 1 ： 5000。尽管不同地区和国家的 MH 发病率之间存在差异，但目前尚没有明确的研究表明 MH 发病率与区域环境差异之间存在相关性。此外，MH 不仅发生在人类，还可以发生于猪和啮齿动物。

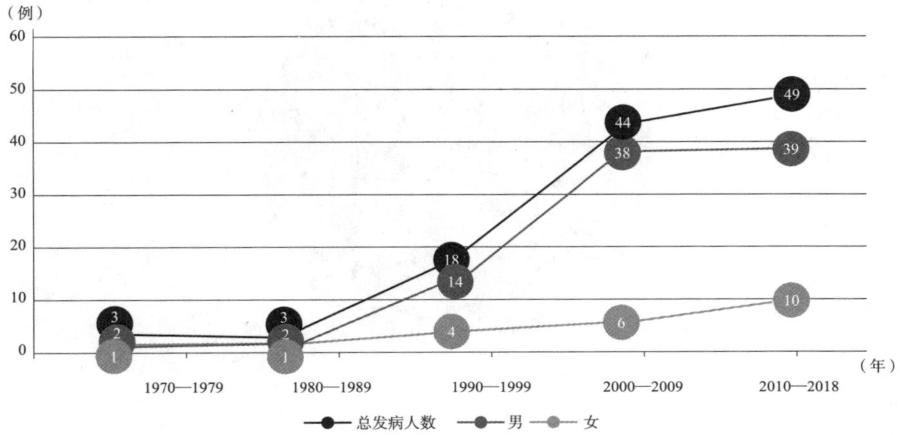

图 2-1　MH 发病人数（1970—2018 年）

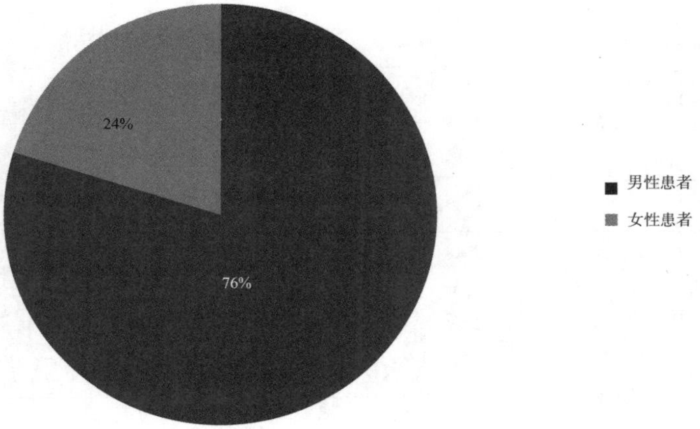

图 2-2　MH 发病人数男女比例约为 3 ∶ 1

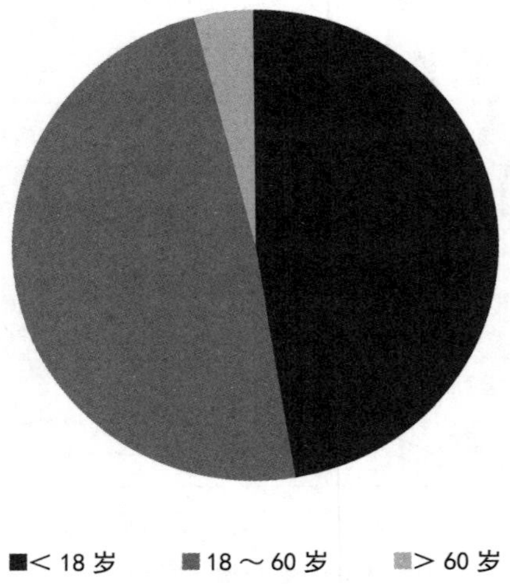

图 2-3　MH 各年龄段人数（1970—2018 年）

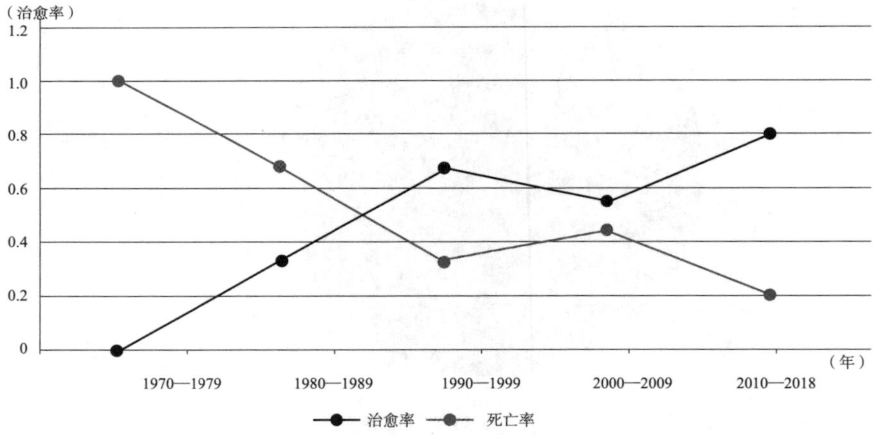

图 2-4　MH 患者治愈率与死亡率趋势

参考文献

[1] RIAZI S, KRAEVA N, HOPKINS P M.Malignant hyperthermia in the post-genomics era: new perspectives on an old concept[J].Anesthesiology, 2018, 128 (1): 168-180.

[2] JIANG D, CHEN W, XIAO J, et al.Reduced threshold for luminal Ca^{2+} activation of RYR1 underlies a causal mechanism of porcine malignant hyperthermia[J].The Journal of Biological Chemistry, 2008, 283 (30): 20813-20820.

[3] MCCARTHY T V, QUANE K A, LYNCH P J.Ryanodine receptor mutations in malignant hyperthermia and central core disease[J].Hum Mutat, 2000, 15 (5): 410-417.

[4] ROBINSON R, CARPENTER D, SHAW M A, et al.Mutations in *RYR1* in malignant hyperthermia and central core disease[J].Human Mutation, 2006, 27 (10): 977-989.

[5] WU S, IBARRA M C, MALICDAN M C, et al.Central core disease is due to *RYR1* mutations in more than 90% of patients[J]. Brain, 2006, 129 (Pt 6): 1470-1480.

[6] BROMAN M, ISLANDER G, MÜLLER C R, et al.Malignant hyperthermia and central core disease causative mutations in Swedish patients[J].Acta Anaesthesiol Scand, 2007, 51 (1): 50-53.

[7] BEAM T A, LOUDERMILK E F, KISOR D F.Pharmacogenetics and pathophysiology of CACNA1S mutations in malignant hyperthermia[J].Physiol Genomics, 2017, 49 (2): 81-87.

[8] ISACKSON P J, WANG J, ZIA M, et al.*RYR1* and CACNA1S genetic variants identified with statin-associated muscle symptoms[J].Pharmacogenomics, 2018, 19 (16): 1235-1249.

第 3 章

恶性高热的发病机制

第 1 节　骨骼肌中钙离子通道调节机制

MH 的主要发病机制是患者存在潜在的骨骼肌 Ca^{2+} 通道调节异常，在接收某些刺激如麻醉药物、热休克、过度劳力等后出现了骨骼肌内 Ca^{2+} 调节失衡，导致骨骼肌兴奋 – 收缩耦合（excitation-contraction coupling，EC）过度激活，从而使机体骨骼肌产生不自主的、持续的、强烈的收缩，由此而产生后续一系列的疾病状态。

骨骼肌纤维的收缩是由运动神经元的电活动控制的。神经肌肉突触的兴奋性胆碱能传输引发局部去极化信号，激发动作电位（action potential，AP）迅速侵入整个肌肉纤维。这种电信号会导致细胞内钙离子浓度急剧增加，进而激活收缩蛋白。从 AP 扩散到开始收缩反应的事件序列被称为兴奋 – 收缩耦合。在骨骼肌纤维中，细胞兴奋 – 收缩耦合对应着肌浆网（sarcoplasmic reticulum，SR）内外 Ca^{2+} 的浓度调节变化导致的从动作电位激发到收缩开始、结束的一系列事件。EC 整体过程只需要几毫秒，在生理状态下，它由运动神经元的兴奋引发，其最重要的细胞结构基础是骨骼肌细胞所特有的 2 个高度特化的膜系统：第一个膜系统是横向管状系统，又称为 T 小管结构，它与哺乳动物肌原纤维肌节的 A 带 /I 带交界处的原生质膜有规则的内凹相对应，形成一个非常密集的小管网络。T 小管腔内含有细胞外盐水，允许动作电位在细胞内部的深度传播。第二个膜系统是细胞内的，即肌浆网膜，这些封闭的肌浆网包裹着肌原纤维。SR 通过调节钙离子通道的 Ca^{2+} 释放活性和 Ca^{2+} 摄取活性控制细胞内 Ca^{2+} 浓度，从而在肌细胞的收缩与舒张控制中起着至关重要的作用。

控制 EC 的核心为两套膜系统上的钙通道蛋白复合体，它们主要由 2 个关键分子组成：位于 T 小管膜上的跨膜蛋白复合体二氢吡啶受体（dihydropyridine receptor，DHPR），也称 L 型电压门控钙（voltage-gated calcium，CaV1.1）通道；以及位于 SR 膜上 Ca^{2+} 释放通道 RYR1，这 2 个关键分子与其辅助蛋白体共同组成钙通道蛋白复合体。其中，CaV1.1 通道主要由 α_1 亚基与 $\alpha_{2\delta}$、β 和 γ 3 个副结构亚基构成，而 RYR1 是目前已知的最大的离子通道，它由同源四聚体结构构成，受调节器 FKBP12 蛋白调控。2 个 SR 末端池在 T 小管的两侧靠近，为这些关键分子的相互作用提供结构基础，因为 CaV1.1 的有效性依赖于 RYR1 的重要亚结构单元之间的紧密物理接触。T 小管膜凹陷并和 SR 膜紧密排列构成特殊的三联管组织，膜与膜之间仅相隔 15 nm 的空间，电子冷冻显微镜检测到的跨膜蛋白 RYR1 巨大的亚结构部分几乎完全填充了膜间隙并与 DHPR 紧密接触，这些区域的折叠提示了蛋白质 – 蛋白质的相互作用，在跨膜域代表的电压门控钙离子通道嵌合体上，具有钙结合的 EF-hand 结构域，并显示出它作为变构门控通道的构象开关的功能。而相关的辅助蛋白质体如三苯胺、连接蛋白、钙螯合素、FKBP12 和 STAC3 等则散布在由 DHPR 与 RYR1 构成的钙通道蛋白复合体之间，详见图 3-1。

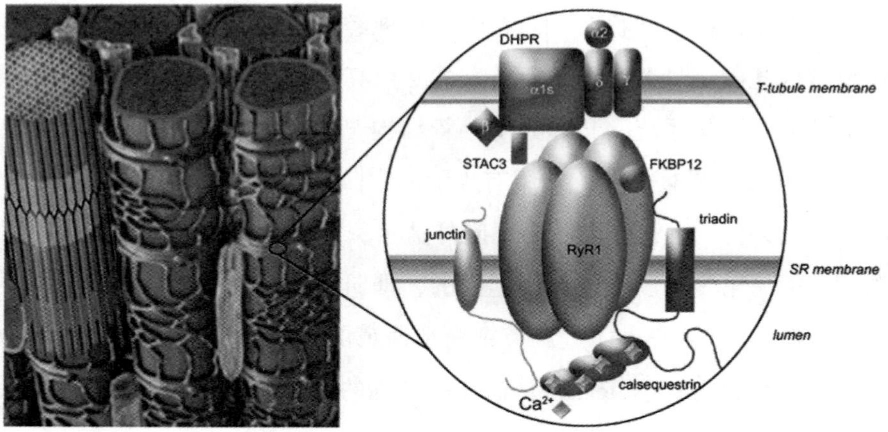

图 3-1　RYR1 蛋白在肌浆网上与其他蛋白的关系（见书末彩插）

运动神经元在肌肉细胞中诱发一系列动作电位，这些动作电位沿肌膜和 T 小管膜扩散并引起 T 小管膜的去极化。T 小管膜的去极化引起 DHPR 的构象变化，它通过蛋白间相互作用打开锚定在肌浆网膜上的钙通道，即 RYR1，使其释放肌浆网中的 Ca^{2+}。尽管 AP 对应于电压的全或无变化，在孤立的肌肉纤维上的电压钳实验已经证明 DHPR 以一种电压依赖的方式控制肌浆网 Ca^{2+} 通道的打开。在静息负电位，DHPRs 发挥抑制作用，使 RYR1 显示一个非常低的开放概率，防止肌浆网 Ca^{2+} 泄漏，有效平衡肌浆网 Ca^{2+} 泵活性。由此，CaV1.1 通道将膜电信号转换为细胞内 Ca^{2+} 介导的事件，从而激活被肌浆网包裹的肌原纤维引起骨骼肌收缩。当 T 小管膜电位恢复到静息值时，RYR1 关闭，使细胞质内 Ca^{2+} 通过肌浆网 Ca^{2+}-ATP 酶被泵回肌浆网腔内，肌细胞结束收缩状态恢复松弛状态。

兴奋－收缩耦合在骨骼肌上进行，主要参与者是 T 小管膜与肌浆网膜上的钙通道蛋白复合体。钙通道蛋白复合体是由 2 个钙通道受体，即 DHPR（由 5 个亚单元组成）和 RYR1 组成，它们分别锚定在 T 小管膜与肌浆网膜上，其中 DHPR 的 α_1 亚基与 RYR1 直接相互作用，允许 2 种蛋白偶联。

综上所述，肌细胞兴奋－收缩耦合正常运行的基础是 T 小管膜和肌浆网膜上的相关钙通道蛋白复合体的正常构象与正常做功。在健康的肌肉中，EC 耦合是一个非常强大的过程，它只能被运动神经元的兴奋触发肌肉动作电位，引发 Ca^{2+} 的释放和随后的收缩，并且这种收缩可以被疲劳可逆地改变。然而，许多遗传来源的神经肌肉疾病可能导致 EC 偶联或细胞内 Ca^{2+} 处理步骤的中断或混乱，从而表现为难以解除的肌强直、肌无力、瘫痪或肌肉萎缩等。

在 MH 中，潜在患者通常存在钙离子通道调节机制的异常，这种异常表现为钙通道蛋白复合体或其辅助蛋白体的构象与功能变异。例如，位于 T 小管膜与肌浆网膜上的钙通道受体 DHPR 与 RYR1 亚单元构象改变，或者辅助蛋白体 STAC3 的蛋白编码变异等。这些变异一般并不关键，不会完全阻碍骨骼肌的钙离子浓度调节，但在一定刺激因素的作用下可诱发相关蛋白复合体的功能紊乱，使骨骼肌发生不可控且难以逆转的持续收缩，从而导致 MH 的发病。

第 2 节 骨骼肌钙离子通道调节失衡

骨骼肌电压门控钙（CaV1.1）通道在膜电位变化时激活钙释放通道 RYR1，介导 Ca^{2+} 由肌浆网释放入细胞质，从而触发大量 Ca^{2+} 依赖的细胞事件。在生理状态下，这样的细胞事件是可控的，且有疲劳机制进行干预阻断。而在一些会引起重要通道蛋白异构的遗传变异状态下，这种可控 Ca^{2+} 的释放无法被自主神经冲动控制，从而引起疾病的发生（图 3-2）。

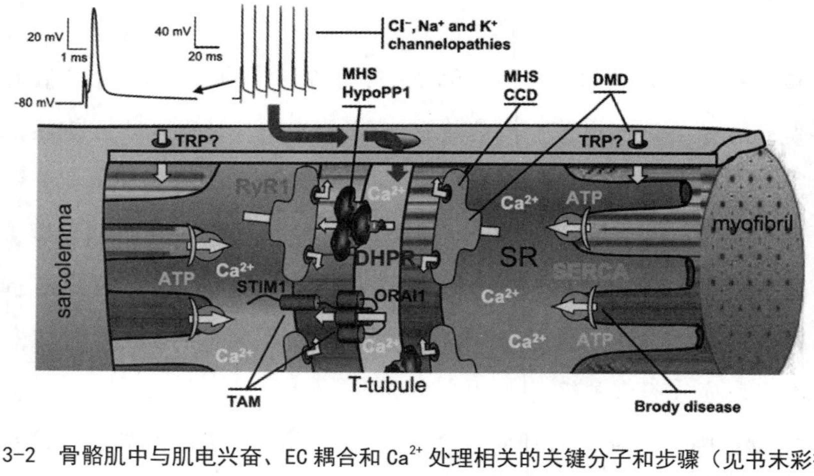

图 3-2 骨骼肌中与肌电兴奋、EC 耦合和 Ca^{2+} 处理相关的关键分子和步骤（见书末彩插）

在骨骼肌中，肌电动作电位序列沿着肌膜传播，并沿 T 小管膜深入传播。肌细胞 T 小管 – 肌浆网三联体膜通过 4 个 DHPRs 和 1 个 RYR1 之间的直接相互作用，使 T 小管的去极化诱导 DHPR 配置的改变，从而打开钙离子通道 RYR1，使 SR 内的 Ca^{2+} 释放入细胞质。随后细胞质内 Ca^{2+} 浓度的增加引起肌细胞收缩。SR 中的 Ca^{2+} 耗尽或当肌纤维兴奋停止时，DHPRs 到返回至它们的静息配置并关闭 RYR1，同时细胞质 Ca^{2+} 被泵回 SR 腔，引起细胞松弛。编码肌膜离子通道、DHPR、RYR1、SR Ca^{2+}-ATP 酶的主要亚基和辅助蛋白体或干扰反式肌膜 Ca^{2+} 内流或 SR Ca^{2+} 外排的蛋白的突变将导致骨骼肌钙离子调节失衡。

MH 易感者（malignant hyperthermia susceptibility，MHS）存在骨骼肌 Ca^{2+} 通道蛋白位点变异，这些变异不影响日常状态下 EC 过程，但在接受一些特定的刺激后，会诱发骨骼肌钙离子通道调节失衡，从而导致疾病状态发生。目前检测到的 MHS 相关 Ca^{2+} 通道蛋白位点变异涉及通道蛋白 DHPR/CaV1.1、RYR1 和辅助蛋白 STAC3。

其中 DHPR/CaV1.1 是直接将生理电冲动转变为离子浓度差从而激发具体生理活动的效应器，因此基于它在 EC 中的关键作用，DHPR 的 α_1 亚基缺失是致命的，而编码该亚基的 *CACNA1S* 基因突变导致 2 种主要的神经肌肉疾病：1 型低钾周期性麻痹（type 1 hypokalemic periodic paralysis，HypoPP1）和 MHS。该类型 HypoPP1 与 MHS 有相似之处，同样是只在接受特定刺激因素后发病，但后续发病机制和病理生理过程与 MHS 不同。HypoPP1 表现为以摄入高碳水化合物或在剧烈运动后休息期间引起血 K^+ 浓度相应下降为诱因，以间歇性骨骼肌无力或瘫痪为特征，而 MHS 也有可能因剧烈运动引发，但临床表现为肌纤维不自主收缩和肌肉高代谢状态。这两者表现为完全相反的临床表现，主要是因为编码 DHPR α_1 亚基的 *CACNA1S* 基因突变发生在不同位置，因此引起了不同类型的骨骼肌钙离子通道调节失衡。引起 HypoPP1 的突变主要影响的是 α_1 亚基的 S4 片段中的一个带正电荷的氨基酸，它在 DHPR 电压敏感区域产生一个副孔，在静息电压下通过向内去极化的阳离子电流使患者的肌肉纤维出现异常去极化，从而无法达到该蛋白复合体电压门控的作用，最终导致患者产生暂时性的骨骼肌无力或瘫痪。与之对应的，发生在 MHS 中的 DHPR 亚基突变则不影响其电压门控作用，这种变异损害的是 DHPR 在电压静止状态下防止肌浆网 Ca^{2+} 泄漏的作用，由于这种突变的存在增加了静息状态下肌浆网 Ca^{2+} 释放，使 MHS 患者在接受特定刺激如挥发性麻醉剂暴露或过度劳力后更倾向于发生肌肉高代谢状态。

在 MHS 患者中，最常见的是 Ca^{2+} 释放通道蛋白 RYR1 的基因编码异常。如前所述，RYR1 是负责将 Ca^{2+} 从肌浆网腔释放到细胞质的门，而 MHS 患者的“门”则倾向于无法正常关闭，常态化地使肌浆网 Ca^{2+} 外溢。RYR1 由 4 个相同的亚基组成，锚定在肌浆网膜上的跨膜域形成原聚体，每个原聚体周围有 6 个跨膜螺旋围绕着 1 个传导 Ca^{2+} 的中心孔。同时，RYR1 的开放是一个正向级联的过程，RYR1 在接受 DHPR 的开放命令释放 Ca^{2+} 进入细胞质后，Ca^{2+} 又作为 RYR1 的受体激动剂诱导更多 RYR1 的开放。在这个前提下，MHS 患者因为 RYR1 的相对关闭不全，细胞质内 Ca^{2+} 浓度处于较高水平，容易受到激惹而发生 Ca^{2+} 调控的失衡。*RYR1* 突变引起的最常见的神经肌肉疾病是 MHS 和核心肌病（central core disease，CCD）。CCD 的特征是肌肉无力，其 *RYR1* 的突变使 DHPR 电阀门激活的肌浆网 Ca^{2+} 释放大幅度减少，而细胞质内 Ca^{2+} 浓度不足则引起 EC 解耦，最终导致临床上的肌肉无力。但 *RYR1* 突变引起的 MHS 的临床特征则与之完全相反，MHS 发生的持续肌肉收缩与 *CACNA1S* 突变引起的 MHS 类似。这与 EC 过程中这 2 种蛋白的紧密连接和联动功能有关，MHS 患者 *RYR1* 突变产生的主要病理生理后果是 RYR1 通道对 DHPR 的激活和电压依赖性的肌浆网 Ca^{2+} 释放的超敏，这与 *CACNA1S* 突变引起的后果一致。

最后，在 T 小管 -SR 膜三联体水平上存在许多钙通道复合体的附件蛋白，如钙螯合素、FKBP12、三苯胺、灯盏花素、连接蛋白和 STAC3

等，它们均参与 EC 机制的调整或结构形成。其中，与 MHS 密切相关的是 STAC3 蛋白编码的变异导致的骨骼肌钙离子通道调节失衡。STAC3 在骨骼肌中特异性表达，定位于骨骼肌膜系统三联体并与 RYR1 和 DHPR 复合物相互作用。STAC3 主要辅助 CaV1.1 的电压门控功能，它通过其 C1 结构域中一个迄今尚未被识别的蛋白 – 蛋白结合袋稳定融入 CaV1.1 复合物，这是控制膜压变化后 RYR1 的构象和骨骼肌 EC 的关键。此外，STAC3 可能参与调控了 DHPR 的 α_1 亚基转运至 T 小管，因此在 STAC3 变异导致功能受损或缺失的动物模型上，DHPR 的结构也常不完整。STAC3 的变异常常引起伴发 MHS 的“美国土著肌病”（Native American Myopathy，NAM），NAM 是一种常染色体隐性遗传疾病，发现于美国北卡罗来纳州的 Lumbee 印第安人，其特征为先天性肌无力、运动发育迟缓、多关节挛缩、矮小、脊柱侧弯，以及独特的面部特征，如上睑下垂、腭部异常、长窄脸，并且合并 MHS。

由此可见，MHS/MH 发生的根源在于骨骼肌钙离子通道具有潜在的功能不完整性，这样的功能不完整性在日常生活中一般不会体现，但是一旦患者暴露于特定刺激因素后，将会在骨骼肌钙离子调节失衡的积累效应下产生一系列病理生理现象。

第 3 节　肌细胞高代谢状态

骨骼肌不仅是机体最主要的运动、应答器官，也是物质和能量代谢的重要场所，占能量消耗的 30% 以上。骨骼肌是主要的周围组织，约占总体重的 40%。骨骼肌收缩时，其能量需求急剧上升，因此，能量的高效产出和稳定供给是维持骨骼肌代谢稳态的重要保证。ATP 可以通过线粒体中的氧依赖方式经氧化磷酸化在骨骼肌中合成，利用糖酵解衍生的丙酮酸、脂肪酸、氨基酸和酮体等底物，也可以不依赖氧的方式在细胞质中合成 ATP，通过糖酵解，将丙酮酸转化为乳酸。图 3-3 为骨骼肌能量代谢示意图。

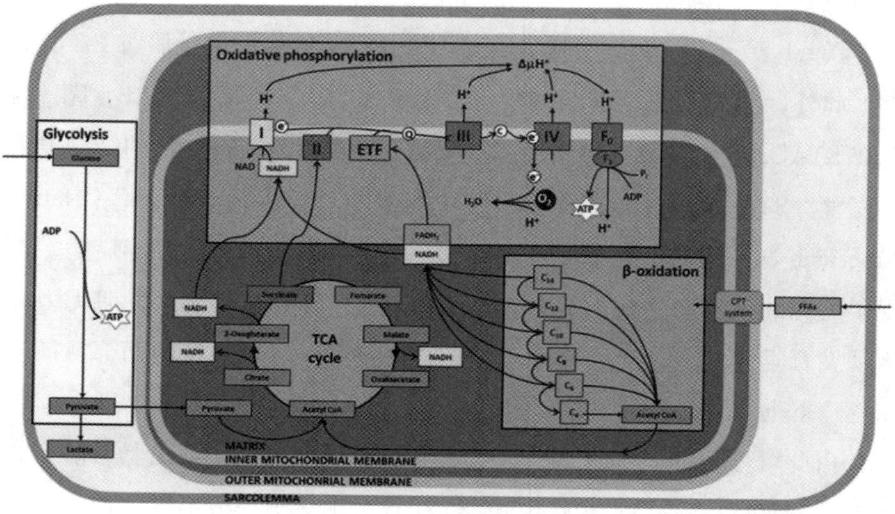

图 3-3　骨骼肌能量代谢（见书末彩插）

Adenosine 5’-monophosphate（AMP）依赖的蛋白激酶（AMPK）是肌细胞能量代谢的传感器，AMPK 可以被细胞内 Ca^{2+} 浓度升高激活，活化的 AMPK 可促进 PGC-1α 的磷酸化。此外，AMPK 通过增加细胞内 NAD 浓度促进 SIRT1 的激活，导致 PGC-1α 的去乙酰化和活化。PGC-1α 与 ERRα 相互作用，以增加 SIRT3 启动子的活性，从而导致线粒体生物发生的增加。图 3-4 展示了 AMPK 在线粒体功能中的作用。

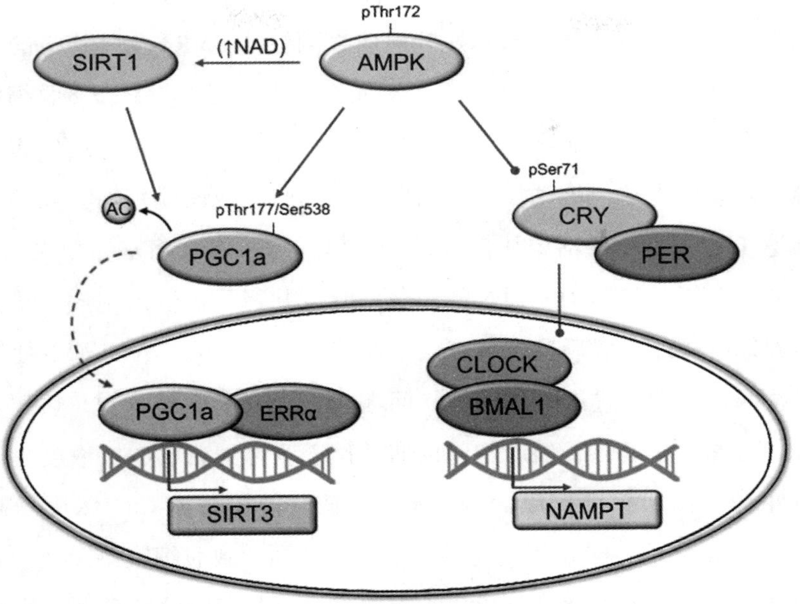

图 3-4　AMPK 在线粒体功能中的作用（见书末彩插）

骨骼肌包括一系列具有不同结构和功能特性的纤维类型，不同的纤维类型最初是在发育过程中建立的，受神经和激素的调解，不同纤维类型的相对比例在物种之间有显著的差异，在人类中，个体之间也表现出显著的差异性。肌肉纤维多样性与肌细胞的功能息息相关，包括膜激发、兴奋－收缩偶联、收缩机制、细胞骨架支架和能量供应系统。多种信号通路参与了肌肉纤维的活性依赖性变化，这些信号通路在预防和治疗代谢性疾病方面具有潜在有益作用。肌膜是保障肌纤维细胞内环境的屏障，肌膜对离子和各种化合物的渗透性在电位的发生和与能量产生有关的代谢活动中起着至关重要的作用。此外，肌膜一侧与细胞内细胞骨架相连，另一侧与细胞外基质相连，将一种纤维的张力传递到相邻纤维。

L 型电压门控钙通道（又称 DHPR 或 L 型钙通道，LTCC）由不同的成孔 α_1 亚基 D 亚型组成，包括 CaV1.1（1S）、CaV1.2（1C）、

CaV1.3（1D）和 CaV1.4（1F）。成孔亚基 α_{1s} 或 CaV1.1 的肌肉特异性异构体起到电压传感器和触发开放肌浆网终池 RYR1 受体通道的作用。CaV1.2（1C）和 α_{1D} 广泛存在于心肌细胞中，并参与兴奋–收缩偶联反应。在正常个体的肌肉兴奋–收缩偶联反应中，首先是神经递质乙酰胆碱引发动作电位，该动作电位沿肌纤维的肌膜或质膜传播。该动作电位到达 T 型小管，激活电压门控的 DHPR。与肌肉收缩密切相关的 RYR1 主要存在于骨骼肌中，通过使肌浆网开放并释放钙进入胞质，从而导致肌肉纤维收缩，然后通过离子泵（肌浆 / 内质网 Ca^{2+}-ATP 酶）使钙返回肌浆网，从而促进纤维的松弛。而在 MH 患者受麻醉药物、热休克、过度劳力等刺激后，骨骼肌细胞内肌浆网上受体异常，Ca^{2+} 浓度失衡，细胞外 Ca^{2+} 向肌浆内扩散，Ca^{2+} 大量释放，使肌浆内 Ca^{2+} 浓度增高，导致 AMPK 激活，线粒体生物发生增加，从而导致肌细胞持续处于高代谢状态。最终，由于骨骼肌持续的剧烈收缩使肌细胞溶解破坏，横纹肌溶解，肌酸激酶（creatine kinase，CK）和肌红蛋白大量产出，从而导致出现一系列的全身系统疾病。肌细胞的高代谢状态是机体高热的主要原因，所以临床治疗 MH 患者时，逆转肌细胞高代谢状态是极为关键的一环。

第 4 节　横纹肌溶解

横纹肌溶解综合征（rhabdomyolysis，RM）是一种骨骼肌衰竭的综合征，伴有肌肉内容物的渗漏，常伴有肌红蛋白尿，如果严重的话，可能会导致急性肾功能衰竭，从而引起代谢紊乱，并危及生命。影响肌膜，膜离子通道和肌肉能量供应的各种遗传性和后天性疾病会引起横纹肌溶解。在横纹肌溶解的原因中，最常见的病理生理机制包括游离细胞内钙的失控升高和钙依赖性蛋白酶的活化，这会导致肌原纤维的破坏和溶酶体对肌纤维内容物的消化。横纹肌溶解综合征，字面意思是“条纹肌的溶解”，实际是影响肌细胞和肌膜的多种机制引起的，这些机制包括从直接的肌肉损伤到改变肌膜完整性的遗传和生化影响。RM 的临床综合征包括急性肌肉坏死伴肿胀、肌肉压痛和四肢无力。肌痛伴有深“茶色”尿液，提示肌红蛋白尿。肌无力的程度差异较大，需要将 RM 与严重的广泛性肌无力的其他原因区分开，包括非坏死性急性肌病、重症肌病、周期性麻痹和 Guillain–Barre 综合征。RM 有个最重要的病理生理机制：肌浆钙离子调节的紊乱。RM 的各种病因共同的结果是直接损伤肌膜或导致肌肉细胞内能量供应的失败，细胞内游离钙升高，肌浆网钙调节紊乱。图 3-5 显示了穿过肌膜和肌浆网的钙和钠离子通量，以及钙通量可能被破坏的关键位点。

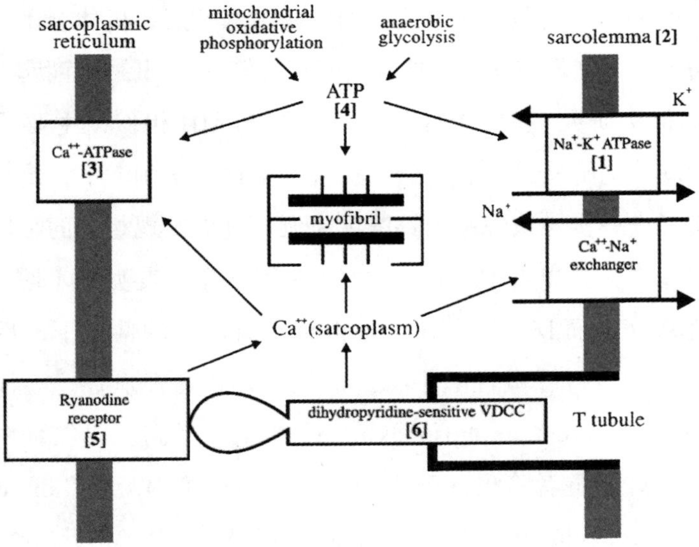

图 3-5　穿过肌膜和肌浆网的钙和钠离子通量和游离肌钙蛋白的调节位点

Ca^{2+}的升高促进肌动蛋白–肌球蛋白的结合和肌肉的收缩。两者都消耗ATP，ATP是通过肌酸激酶利用糖酵解和氧化磷酸化提供的能量将高能磷酸盐分子从储存的磷酸肌酸转移到二磷酸腺苷（adenosine diphosphate，ADP）而形成的。RYR1与二氢吡啶敏感的电压依赖性Ca^{2+}通道上的胞质结合环之间的蛋白相互作用在正常的Ca^{2+}稳态中也起关键作用。这些位置中的任何一处的钙通量调节都可能被破坏。由于肌肉收缩过程中的消耗而导致的ATP耗竭，或由于磷酸的氧化与磷酸的解偶联和线粒体膜被过量钙离子吸收所破坏而使ATP的产生减少，从而阻止了ATP的进一步产生。反过来，这会导致细胞内钙积累的增加、肌肉的收缩和持续的能量消耗，从而形成导致横纹肌溶解的恶性循环。

由于Ca^{2+}的失调，导致肌浆网内Ca^{2+}浓度异常持续升高，肌细胞处于高代谢状态，最终导致肌细胞损伤，损伤的肌细胞内容物释放，包括肌红蛋白、肌酐、尿素、钾、CK和其他肌酶，如转氨酶、醛缩酶、乳酸脱氢酶和羟丁酸脱氢酶。这些内容物被释放后，机体会出现发热、白细胞增多、肌红蛋白尿、急性肾功能衰竭等一系列临床症状。

近来很多研究表明，RM的发病机制与MH相似，主要是在肌肉损伤、运动、电解质异常、内分泌疾病等多种因素刺激下，出现肌细胞膜的损伤，进一步导致细胞内钙浓度失调，进而出现相应的临床症状。有研究发现在RM患者中，存在*RYR1*基因突变，表明RM是一种潜在的遗传性疾病。而MH患者在没有得到及时治疗的情况下，后期会出现代谢性酸中毒、呼吸性酸中毒、低氧血症、高钾血症、心律失常、肌酸磷酸激酶（creatine phosphokinase，CPK）增高、肌红蛋白尿、肌肉水肿，更有严重者将出现脑水肿、弥散性血管内凝血（disseminated intravascular coagulation，DIC）、心肾功能衰竭等与RM相近的临床表现。

第 5 节　循环衰竭

某一诱发事件，如感染、创伤等，可引起急性循环衰竭。随后可经历多个阶段，迅速进展至多器官功能衰竭甚至死亡，这是一个连续的病理生理学过程。急性循环衰竭临床表现为休克，休克早期对治疗反应较好，可能会被逆转，一旦进展到终末期，将发生不可逆的器官损害直至死亡。急性循环衰竭的病理生理学如下。

一、微循环的功能障碍

微循环的功能障碍是急性循环衰竭（休克）最根本的病理生理改变。目前分布性休克、心源性休克、低血容量性休克和梗阻性休克是医学上可知的 4 种休克，虽然 4 种休克的诱发事件不同，但它们之间并不会相互排斥，在很多循环衰竭患者中，可能存在几种休克同时发生的情况。所有类型的休克在发生、发展过程中，都存在由于组织灌注 / 氧输送减少、氧耗增加或氧利用不充分导致的细胞缺氧。全身血液循环的终端网络是微循环，它主要包括管腔内的红细胞、白细胞、血小板和血浆成分，以及微血管内壁的内皮细胞、平滑肌细胞，肌源性、神经性、体液代谢性等多种因素参与调节微循环的灌注。血流灌注异常是微循环障碍的首要征象，微循环障碍同时伴随着血流密度减低、血流减弱甚至停止流动，内皮细胞损伤和皮下胶原纤维暴露，促进了微血栓形成，此后出现毛细血管渗漏、白细胞滚动和红细胞叠连。表现为有效循环血量不足，血压下降，微循环血流量下降，微血栓形成导致微循环血流量进一步下降，组织水肿导致氧到组织细胞的弥散距离增加，使氧摄取障碍，从而出现组织缺氧。微循环调节功能障碍的特征是血流分布不均匀，可同时存在毛细血管过度灌注和灌注正常、灌注不足等情况，微循环分流引起局部组织的氧供需失衡，进而会出现微循环的功能障碍。

二、重要脏器的微循环衰竭

在应激的状态下，机体为了保证心、脑等重要脏器的供血供氧，血液会重新分布，伴随着休克的进一步发展，机体的自身代偿会发生失衡，急性循环障碍的必然结果将会是重要脏器的微循环障碍，并与不良的预后密切相关。虽然在临床上休克被分成休克前期、休克期和终末期，但其实休克是一个连贯的病理生理学过程，一旦发生，进展到终末期器官功能障碍常常十分快速。在休克的前期主要是代偿反应以应对组织灌注减少，其表现隐匿，通常只表现为心率加快、体循环血压轻度变化（升高或降低）或轻到中度高乳酸血症。在休克期，代偿机制逐渐失效，细胞缺氧导致细胞膜离子泵功能障碍、细胞内水肿、细胞内容物渗漏至细胞外间隙和细胞内 pH 失调。如果不能及时纠正这些生化过程，就会进展到全身水平，导致炎症和抗炎级联反应的进一步激活，以及酸中毒、内皮功能障碍。复杂的体液过程和微循环过程会影响局部血流，进一步减少组织灌注，使该过程加剧。一旦微循环障碍发展到心、脑、肺、肾等重要脏器水平，重要器官就会缺血、缺氧，发生酸中毒、高乳酸血症和心输出量下降，最终导致不可逆的器官损害甚至死亡。

DIC 容易发生在微循环衰竭期，其机制有以下 3 点。

①凝血系统被激活：脂多糖（lipopolysaccharide，LP）或严重缺氧、酸中毒等会导致血管内皮损伤，使组织因子被大量释放，外源性凝血系统得以启动；内皮细胞损伤还会导致胶原纤维暴露，激活因子Ⅻ启动内源性凝血系统；与此同时，由严重创伤、烧伤等引起的休克，大量的组织破坏会导致组织因子的大量表达和释放；血小板的释放反应可由各种休克时红细胞破坏释放的 ADP 等启动，促进凝血过程进展。

②血液流变学发生改变：血液浓缩、血细胞聚集导致血黏度增高，从而导致血液处于高凝状态。

③ TXA2-PGI2 平衡发生失调：休克时，内皮细胞会发生损伤，从而导致 PGI2 生成释放减少，也可因胶原纤维暴露使血小板激活、黏附、聚集，TXA2 的生成和释放增多。因为 PGI2 可以抑制血小板聚集和扩张小血管，而 TXA2 可以促进血小板聚集和小血管发生收缩，导致 TXA2-PGI2 的平衡失调，促进 DIC 的发生。

DIC 的特点是不受控制地激活凝血系统，导致微循环中血管内形成纤维蛋白和最终血栓。

MH 是由于易感患者接触到诱发药物或处于特定应激状态下，机体骨骼肌内钙通道出现调节紊乱，从而引发的以高代谢为主要表现的一系列功能障碍。骨骼肌细胞内肌浆网上的受体出现异常，导致 Ca^{2+} 浓度失衡，细胞外 Ca^{2+} 向肌浆内扩散，Ca^{2+} 大量释放，使肌浆内 Ca^{2+} 浓度增高，通过兴奋－收缩偶联机制使肌肉剧烈收缩并大量产热，导致机体出现高热。同时，磷酸化酶被激活，加剧糖原酵解，产生大量乳酸和 CO_2。由于肌细胞无法有效再摄取 Ca^{2+} 和 ATP 水平降低，随着 Na^+、Cl^- 和水分子等进入肌细胞，导致肌细胞膨胀；骨骼肌的剧烈收缩使肌细胞溶解破坏，横纹肌溶解，CK[肌酸激酶同工酶（CK-MB）正常] 和肌红蛋白大量产出，从而导致肾衰竭。骨骼肌持续痉挛还会使血钾升高，高钾血症可导致患者心律失常甚至心搏骤停。其余并发症包括 DIC 等，当体温高于 41 ℃时，DIC 是导致患者死亡的最主要因素。在 MH 患者中，剧烈的横纹肌溶解导致组织血小板生成素大量释放是 DIC 发生的原因，观察缝合处穿刺点的出血可以最早提示该并发症。

第6节 多器官功能衰竭

多器官功能障碍综合征（multiple organ dysfunction syndrome，MODS）是指当遭受严重感染、创伤、烧伤、休克或大手术等严重损伤或危重疾病后，机体短时间内同时或相继出现2个或2个以上器官功能损害的临床综合征。临床危重病患者死亡的重要原因之一便是MODS，随着衰竭器官的数量增加，患者死亡率也随之升高。其中，对死亡率的影响较大的是肾功能衰竭和肝功能衰竭。

MODS发生机制十分复杂，涉及神经、体液、免疫和内分泌等多个系统。目前认为，其最主要的发病机制是全身炎症反应失控，其他机制包括肠源性内毒素血症、肠道细菌移位，以及缺血和缺血－再灌注损伤。这些机制并不是独立存在的，而是相互影响、相互联系，甚至是相互重叠的。

一、全身炎症反应失控

当受到严重打击时，人体局部组织细胞释放的炎症介质增多，炎症细胞被激活并向损伤部位聚集，出现局部炎症反应，有助于清除病原微生物和组织修复。但是，当炎症介质过量释放进入血液循环或者炎症细胞被大量激活，可导致全身瀑布式炎症反应，使自身组织细胞发生严重损伤和器官功能障碍。

（一）全身炎症反应综合征

全身炎症反应综合征（systemic inflammatory response syndrome，SIRS）是指机体在严重的感染或非感染因素下，炎症细胞被活化，导致产生大量的各种炎症介质，从而引起一种难以控制的全身性瀑布式炎症反应。美国胸科医师协会和美国危重病医学会 1991 年在美国芝加哥会议上制定了 SIRS 诊断标准，提出只要具备以下 2 项或 2 项以上指标，就诊断为 SIRS：体温＞ 38 ℃或＜ 36 ℃；心率＞ 90 次 / 分，呼吸频率＞ 20 次 / 分或动脉 CO_2 分压（$PaCO_2$）＜ 32 mmHg；或未成熟粒细胞＞ 10%。该标准由于其敏感性过高但特异性低，于美国华盛顿召开的多学会联席会议上，对相关指标进行了重新修订，提出了比过去更加严格的新诊断标准，包括感染、炎症反应、器官障碍、血流动力学、组织灌注等 21 个指标和参数。

1. 炎症细胞活化

包括中性粒细胞和单核巨噬细胞在内的炎症细胞，一旦受到各种损伤性刺激，就会发生细胞变形、黏附、趋化、迁移、脱颗粒和释放等反应，称为炎症细胞活化。虽然炎症细胞活化有助于增强机体防御能力、清除病原体，但过度的炎症细胞活化可大量浸润至组织，释放溶酶体酶和炎症介质、氧自由基，引起原发组织乃至远隔组织细胞的损伤，从而促进 MODS 的发生和发展。炎症细胞过度活化产生的细胞因子会导致血管内皮细胞的直接损伤，并引起血小板和血管内皮细胞的活化，这在 MODS 的发生中也发挥了关键作用。

2. 表达的炎症介质增多

炎症细胞感染或受到非感染因素的刺激后，通过激活丝裂原活化蛋白激酶（mitogen-activated protein kinase，MAPK）、Janus 激酶 / 信号转导子和核因子 -kappa B（nuclear factor-kappa B，NF-κB）、转录激活因子（Janus kinase/signal transducer and activator of transcription，JAK/STAT）等细胞内信号转导通路，使炎症介质大量产生。炎症介质包括在炎症过程中由炎症细胞释放或从体液中产生，参与或引起炎症反应的化学物质。发生 SIRS 时，炎症细胞被活化，炎症介质被释放，后者又进一步激活炎症细胞，两者互为因果，不断增加炎症介质的释放，形成炎症的“瀑布效应”。总之，炎症是机体固有的防御反应，促炎因子适量释放对机体有益，有助于增强免疫活性和修复创伤、杀灭细菌、清除坏死组织等，维持内环境稳定。而过度的炎症反应，则对组织器官产生广泛而严重的损害（图 3-6）。

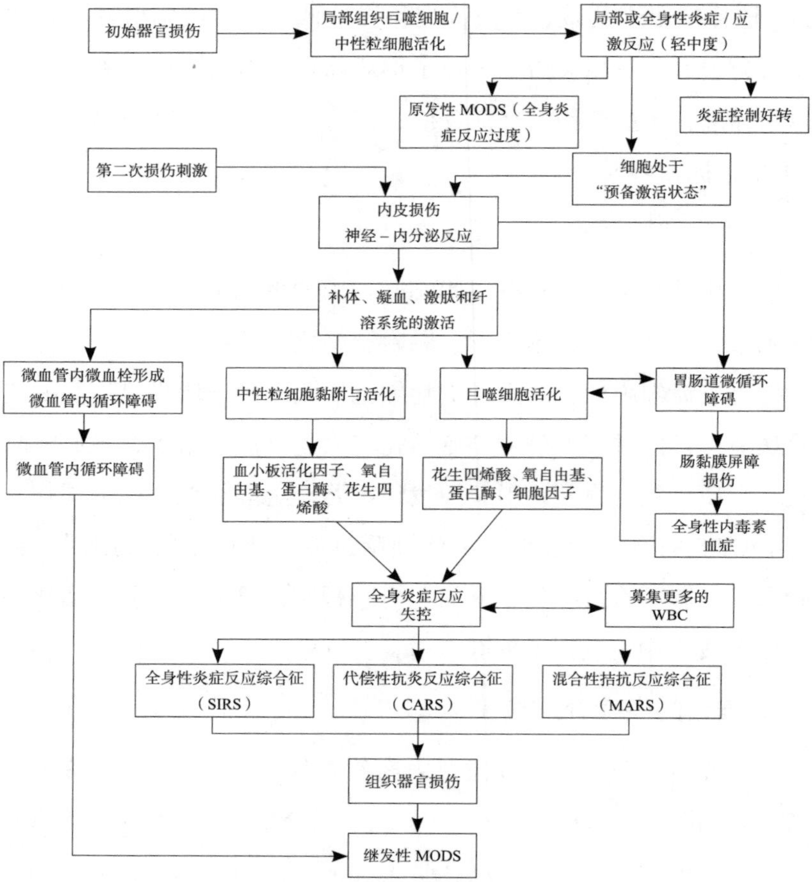

图 3-6　全身炎症反应失控和 MODS 的发生机制

（二）促炎与抗炎反应的平衡失调

发生 SIRS 时，炎症细胞活化既能产生促炎介质，也能产生抗炎介质。机体通过代偿机制，在促炎介质释放的过程中也可同时产生各种内源性抗炎介质，抵抗炎症反应，从而控制炎症。抗炎介质是控制炎症反应的免疫调节分子，有抑制炎症介质释放、对抗促炎介质的功能，主要包括 IL-4、IL-10、IL-11、IL-13、前列腺素 E_2、PGI2、IL-1 受体拮抗剂、可溶性 TNF-α 受体、转化生长因子 -13（transforming growth factor-13，TGF-13）和糖皮质激素等。

机体的抗炎反应随着炎症反应的逐渐发展加重而加强，保持促炎与抗炎反应间的动态平衡。抗炎介质的适度产生可避免炎症反应的过度发展，但抗炎介质的过度表达和释放入血，则可引起代偿性抗炎反应综合征，进而广泛抑制免疫系统功能，使感染扩散或对感染的易感性增加，患者常常由于严重持续的感染而死亡。然而，在一些严重烧伤、创伤和出血患者中，在炎症反应的早期也可出现免疫功能低下，甚至控制整个炎症反应过程，缺乏明确或强烈的促炎反应，这种因促炎与抗炎失衡或抗炎介质产生过多，引起的免疫抑制的现象称为免疫麻痹。在 MODS 的发生、发展中，作为矛盾对立的双方，体内的促炎反应和抗炎反应贯穿于疾病发生的始终，两者如果取得平衡则病情得到控制，内环境可保持相对稳定，病情可能好转。一旦促炎反应大于抗炎反应，则表现为 SIRS 或免疫亢进；而如果抗炎反应大于促炎反应，则表现为代偿性抗炎反应综合征（compensatory anti-inflammatory response syndrome，CARS）或免疫抑制。在脓毒症引起的 MODS 中，在早中期阶段，常常以 SIRS 为主导地位，到了中后期就发生 CARS 并逐渐增强。此时，不论是以 SIRS 还是以 CARS 为主导，后果都是炎症反应失控，它的促炎或抗炎的保护性作用会改变为自身破坏性作用，会破坏远隔器官的功能和损伤局部组织，它也是 MODS 的根本原因。在体内，当 SIRS 和 CARS 同时存在且两者的反应同时增强时，炎症反应与免疫功能则会发生更为严重的紊乱，对机体产生更为严重的损伤，这种现象称为混合性拮抗反应综合征（mixed antagonist response syndrome，MARS）。这种状态更容易加速多个组织器官功能的衰竭。因此，SIRS、CARS、MARS 均是引起 MODS 的基础。

二、肠道细菌移位和肠源性内毒素血症

在正常情况下，预防细菌或毒素从胃肠道进入体循环的重要机械防御屏障是肠黏膜上皮。当肠黏膜发生浅表溃疡或持续缺血时，可引起肠黏膜上皮的损伤，其天然防御屏障功能减弱，细菌和内毒素进入肠壁组织，通过肠淋巴管和肠系膜淋巴结进入门静脉和体循环，引起全身感染和内毒素血症，这种肠内细菌侵入肠外组织的过程称为细菌移位。肠黏膜上皮也可被 SIRS 产生的炎症介质直接损伤。在正常情况下，少量肠道细菌和内毒素进入门静脉系统能够被肝脏中的 Kupffer 细胞清除，因此，肝脏的 Kupffer 细胞作为防止肠源性感染的第二道防线，发挥着关键作用。在创伤、休克或大手术等危重症患者中，往往会出现肝脏供血不足、肝细胞和 Kupffer 细胞功能受损，这时清除肠源性毒素或细菌的能力丧失，容易引发全身性感染或内毒素血症，促进 MODS 发生（图 3-7）。

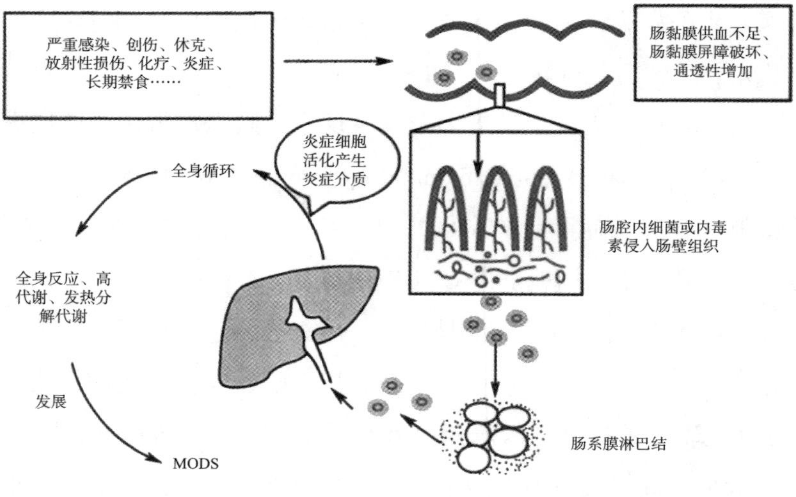

图 3-7 肠源性毒素或细菌引起 MODS 的机制（见书末彩插）

由各种因素导致的肠黏膜长时间缺血缺氧、肝功能和单核巨噬细胞系统的功能障碍、危重症患者长期禁食、机体免疫功能低下和大剂量使

用抗生素等情况，均可造成肠黏膜屏障防御功能降低。引起肠源性内毒素血症的常见原因是内毒素不能被清除而转移，被吸收入血而进入体循环。进入体循环的内毒素不仅可直接激活内皮细胞和炎症细胞，合成和释放多种炎症介质和蛋白酶类等物质，还可激活补体系统，使炎症细胞进一步激活，促使前列腺素、白三烯、TNF-α 等炎症介质大量释放；另外，由于内毒素直接损伤血管内皮细胞，凝血与纤溶系统异常激活，引发 DIC。总之，内毒素可引起大量炎症介质的释放、微血栓的形成和微循环功能障碍，加重组织细胞的结构损伤与破坏，促进各个器官功能障碍甚至衰竭，最终产生 MODS。

三、缺血与缺血 - 再灌注损伤

严重感染会直接损害各个组织器官的血管内皮细胞（vascular endothelial cell，VEC），一方面使血管壁通透性增加，引起组织水肿；另一方面使 VEC 与白细胞的相互作用加强，引起微循环的血流阻力增加，阻塞微血管，从而出现无复流现象。一方面，VEC 损伤促使促凝活性增强，使微血栓形成；另一方面，通过神经 – 内分泌反应，严重损伤因素也可使机体处于严重的应激状态，使交感 – 肾上腺髓质系统和肾素 – 血管紧张素系统兴奋，内脏器官的血管收缩。上述因素都可使微循环的血液灌注量明显降低、组织器官持续处于缺血缺氧状态，从而使多个组织器官功能代谢出现严重紊乱和损伤，导致 MODS 发生。TXA2 和 PGI2 之间的失衡也是引起微循环灌注障碍的原因。MODS 发生时，多种因素之间相互影响和促进，一起推动疾病的进程，如过度炎症反应造成的组织损伤可激活凝血过程，而凝血系统的异常激活不仅加重炎症反应，也可导致微循环灌注障碍，VEC 表面的蛋白酶激活受体（proteinase-activated receptors，PAR）经过与活化的凝血酶结合，促进内皮细胞表达多种炎症细胞因子和黏附分子。当缺血状态改善后，部分患者器官功能障碍仍呈进行性加剧的趋势。再灌注后出现 MODS 的机制尚未完全明确，可能和自由基产生、钙超载、组织间质水肿和白细胞与内皮细胞的相互作用等有关。除此之外，基因多态性、氨基酸代谢紊乱等因素也和 MODS 的发生与发展有关。

MH 是由挥发性麻醉剂和（或）琥珀酰胆碱触发的易感个体骨骼肌的药物遗传疾病。MH 的机制是钙离子的增强和激发 – 收缩耦合的破坏，通过肌浆网对触发器的反应，钙从骨骼肌肌浆网 RYR1 钙释放通道释放。它表现为一种潜在的致死性高代谢危机，可导致高钾血症、酸中毒、血清 CK 浓度升高、肌红蛋白尿和肌细胞破裂等，心律失常和心脏骤停（酸中毒和高钾血症）、肾功能衰竭、室间隔综合征、DIC、肺水肿、中枢神经系统损伤是 MH 的并发症。

在经典的 MH 中，骨骼肌似乎是由持续肌肉收缩引起的高代谢的主要部位，这增加了身体对 ATP 的使用，代谢刺激导致 CO_2 的产生、增加乳酸分泌和引发呼吸性酸中毒。广义骨骼肌硬性的发展表明，即使钙的释放可以停止，肌肉也不能再产生 ATP，这是逆转恶性高热治疗过程中的一个关键功能。骨骼肌高代谢并不总是伴随着挛缩，因为 Ca^{2+} 诱导的高代谢阈值（0.6 ～ 0.7 mmol/L）低于诱导挛缩阈值（0.75 ～ 1 mmol/L）。储存的 ATP 耗尽导致骨骼肌细胞膜的破坏，使钾、钙、肌酸激酶和肌红蛋白泄漏到细胞外液中，而肌肉细胞钾丢失导致代谢性酸中毒和心律失常。在一些 MH 患者中，钙的线粒体固存也可能是有缺陷的。肌肉坏死微观区域的骨骼肌细胞的破裂使释放的肌红蛋白可能引起 MH 患者的肌红蛋白尿和肾功能衰竭。

MH 患者主要的代偿机制包括：①出汗和皮肤血管扩张引起热损失。儿茶酚胺循环增加可能会增加心率，产生皮肤血管收缩，增加全身血管阻力，导致热损失减少。②心输出量的增加可能会造成无法满足代谢需求，导致混合静脉氧含量降低、动脉氧含量降低和乳酸酸中毒。③呼吸速率的增加可能会使末端潮气量二氧化碳（$ETCO_2$）增加。体温升高与周围温度、患者初始温度、血管收缩与血管扩张的程度有关。继发性全身表现有心律失常、DIC 和肾功能衰竭等。而死亡则可能是由心脏骤停、脑损伤、内部出血或其他身体系统衰竭所导致的。

参考文献

[1] 唐瞻贵，步荣发，郭伟，等．口腔医疗中恶性高热临床诊治中国专家共识 [J]. 中国口腔颌面外科杂志，2020，18（1）：1-9.

[2] FRANZINI-ARMSTRONG C. The relationship between form and function throughout the history of excitation-contraction coupling[J]. J Gen Physiol，2018，150（2）：189-210.

[3] MACKRILL J J，SHIELS H A. Evolution of excitation-contraction coupling[J]. Adv Exp Med Biol，2020，1131：281-320.

[4] WU J，YAN Z，LI Z，et al. Structure of the voltage-gated calcium channel Cav1.1 complex[J]. Science，2015，350（6267）：aad2395.

[5] BAI X C，YAN Z，WU J，et al. The Central domain of *RYR1* is the transducer for long-range allosteric gating of channel opening[J]. Cell Res，2016，26（9）：995-1006.

[6] EFREMOV R G，LEITNER A，AEBERSOLD R，et al. Architecture and conformational switch mechanism of the ryanodine receptor[J]. Nature，2015，517（7532）：39-43.

[7] YAN Z，BAI X，YAN C，et al. Structure of the rabbit ryanodine receptor *RYR1* at near-atomic resolution[J]. Nature，2015，517（7532）：50-55.

[8] ROBIN G，ALLARD B. Dihydropyridine receptors actively control gating of ryanodine receptors in resting mouse skeletal muscle fibres[J]. J Physiol，2012，590（23）：6027-6036.

[9] KOENIG X，CHOI R H，SCHICKER K，et al. Mechanistic insights into store-operated Ca^{2+} entry during excitation-contraction coupling in skeletal muscle[J]. Biochim Biophys Acta Mol Cell Res，2019，1866（7）：1239-1248.

[10] JANNAS-VELA S，BROWNELL S，PETRICK H L，et al. Assessment of Na^+/K^+ ATPase activity in small rodent and human skeletal muscle samples[J]. Med Sci Sports Exerc，2019，51（11）：2403-2409.

[11] FITTS R H. Cellular mechanisms of muscle fatigue[J]. Physiol Rev，1994，74（1）：49-94.

[12] VLADUTIU G D，ISACKSON P J，KAUFMAN K，et al. Genetic risk for malignant hyperthermia in non-anesthesia-induced myopathies[J]. Mol Genet Metab，2011，104（1/2）：167-173.

[13] WU F，MI W，HERNANDEZ-OCHOA E O，et al. A calcium channel mutant mouse model of hypokalemic periodic paralysis[J]. J Clin Invest，2012，122（12）：4580-4591.

[14] RIOS E. Calcium-induced release of calcium in muscle：50 years of work and the emerging consensus[J]. J Gen Physiol，2018，150（4）：521-537.

[15] ZAHARIEVA I T，SARKOZY A，MUNOT P，et al. STAC3 variants cause a congenital myopathy with distinctive dysmorphic features and malignant hyperthermia susceptibility[J]. Hum Mutat，2018，39（12）：1980-1994.

[16] CAMPIGLIO M，FLUCHER B E. STAC3 stably interacts through its C1 domain with CaV1.1 in skeletal muscle triads[J]. Sci Rep，2017，7：41003.

[17] HORSTICK E J，LINSLEY J W，DOWLING J J，et al. Stac3 is a component of the excitation-contraction coupling machinery and mutated in Native American myopathy[J]. Nat Commun，2013，4：1952.

[18] KJØBSTED R，HINGST J R，FENTZ J，et al. AMPK in skeletal muscle function and metabolism[J]. FASEB J，2018，32（4）：1741-1777.

[19] MARTY I，ROBERT M，VILLAZ M，et al. Biochemical evidence for a complex involving dihydropyridine receptor and ryanodine receptor in triad junctions of skeletal muscle[J]. Proc Natl Acad Sci U S A，1994，91（6）：2270-2274.

[20] 郭树彬．《急性循环衰竭中国急诊临床实践专家共识》解读 [J]. 实用休克杂志（中英文），2018，2（2）：113-114.

[21] BARBER A E，SHIRES G T. Cell damage after shock[J]. New Horiz，1996，4（2）：161-167.

[22] BOISRAMÉ-HELMS J，KREMER H，SCHINI-KERTH V，et al. Endothelial dysfunction in sepsis[J]. Curr Vasc Pharmacol，2013，11（2）：150-160.

[23] DE BACKER D，DONADELLO K，SAKR Y，et al. Microcirculatory alterations in patients with severe sepsis：impact of time of assessment and relationship with outcome[J]. Crit Care Med，2013，41（3）：791-799.

[24] ZHANG F，LIU A L，GAO S，et al. Neutrophil dysfunction in sepsis[J]. Chin Med J（Engl），2016，129（22）：2741-2744.

[25] DE BACKER D，DONADELLO K. Assessment of microperfusion in sepsis[J]. Minerva Anestesiol，2015，81（5）：533-540.

[26] ERGIN B，KAPUCU A，DEMIRCI-TANSEL C，et al. The renal microcirculation in sepsis[J]. Nephrol Dial Transplant，2015，30（2）：169-177.

[27] VAN DER VOORT P H，VAN ZANTEN M，BOSMAN R J，et al. Testing a conceptual model on early opening of the microcirculation in severe sepsis and septic shock：a randomised controlled pilot study[J]. Eur J Anaesthesiol，2015，32（3）：189-198.

[28] 王建枝，钱睿哲 . 病理生理学 [M]. 9 版 . 北京：人民卫生出版社，2018：271-282.

[29] RIAZI S，KRAEVA N，HOPKINS P M. Updated guide for the management of malignant hyperthermia. Mise à jour sur la gestion de l’hyperthermie maligne[J]. Can J Anaesth，2018，65（6）：709-721.

[30] ALLEN G C，LARACH M G，KUNSELMAN A R. The sensitivity and specificity of the caffeine-halothane contracture test：a report from the North American Malignant Hyperthermia Registry. The North American Malignant Hyperthermia Registry of MHAUS[J]. Anesthesiology，1998，88（3）：579-588.

第 4 章

恶性高热的遗传学研究

第 1 节　概述

1971 年，Ellis 等通过对 MH 患者的家系研究提出 MH 是一种遗传疾病，具有遗传异质性。20 世纪 90 年代，随着全身麻醉手术的开展日益广泛，MH 发病的人数也逐渐增多。众多学者通过大量的家系研究证实，MH 的遗传方式为常染色体显性遗传。现在普遍认为与 MH 有关的突变基因主要为 *RYR1* 基因，也可能与位于染色体上编码 DHPR 亚单位的 L 型电压门控 Ca^{2+} 通道基因的突变有关。此外，还有多个核内基因为 MH 的候选突变基因。由于基因突变分析的假阴性率高，所以目前尚不能依靠基因学来诊断 MH。

Gonsalves 等通过文献回顾认为 *RYR1* 和 *CACNA1S* 中的致病变异与 MH 表型有关，且有大量证据支持这一观点。一般来说，结合各类骨骼肌收缩试验 [即咖啡因 – 氟烷骨骼肌收缩试验（caffeine-halothane contracture test，CHCT）或体外骨骼肌挛缩试验（invitro contracture testing，IVCT）]、功能数据和遗传数据等可以为 MH 的诊断提供基础，所以 CHCT 和 IVCT 被认为是确诊 MH 疑似病例的临床金标准。

MH 是一种高代谢状态导致的药物遗传疾病，试验证据清晰表明 MH 的体征和症状与来自骨骼肌肌浆网（SR）细胞内 Ca^{2+} 不受控制的释放有关。把来自猪的 MH 易感基因“敲入”小鼠中，各种环境条件均可以触发小鼠的 SR 加速释放 Ca^{2+}，如环境热量、运动和压力等。然而在人类中，导致 MH 发生的原因中最常见的是暴露于强麻醉剂下。细胞内 Ca^{2+} 的释放增多导致骨骼肌代谢异常，表现为肌肉收缩的激活、氧消耗和 CO_2 产生的增加、ATP 水解和产热。因为 SR/ER Ca^{2+}-ATPase（SERCA）无法对释放增加的那一部分 Ca^{2+} 正常固存，所以试图降低其所导致的能量消耗增多是徒劳的。据推测，ATP 水平的下降可能导致 SR 膜完整性的失效与钾和肌 CK 的释放，尽管这一过程中的步骤尚未得到明确的证明。

位于 SR 膜中的缺陷或无序的 Ca^{2+} 通道是 MH 易感性的基础。其通道上的蛋白受体被称为兰尼定受体 1 型（RYR1）。携带 *RYR1* 的家族中多达 70% 易受 MH 的影响，该通道中已有 34 个与 MH 有关的致病突变被发现，但还有许多变异尚未被证实。该通道与许多蛋白质密切相关，如位于肌膜 T 小管区中的 DHPR Ca^{2+} 通道，它可以介导电压变化向 RYR1 转移。在 RYR1 功能中还有其他具有潜在或已知作用的蛋白质，包括完整的 SR 膜蛋白 [如 SRP-27、Junctate、瞬时受体电位阳离子通道（TRPC）家族和 Triadin]，质膜相关蛋白（如 ClC-1 氯通道和 Na^{+}/Ca^{2+} 交换），以及似乎在稳定质膜和肌浆网之间连接方面起作用的蛋白质（如 Junctophilin 和 Caveolin-3），这些蛋白质均通过 DHPR 与 RYR1 相互作用来发挥功能。调节 RYR1 功能的蛋白质包括 FK508 结合蛋白 FKBP12、钙调蛋白 / 钙结合蛋白 / 钙调素、富含组氨酸的 Ca^{2+} 蛋白、HRC 和腔内 Ca^{2+} 缓冲液钙调蛋白。HRC 也是一种腔蛋白，已知与 Triadin 和 SERCA 相互作用，并在介导 SR 的 Ca^{2+} 摄取和释放中发挥作用。

第 2 节 兰尼定受体基因

一、*RYR* 基因及其异构体

现在哺乳动物中已知的兰尼定受体异构体包括 3 种，即 *RYR1*、*RYR2* 和 *RYR3*。*RYR1* 最先被发现于骨骼肌中，*RYR2* 最先被发现于心肌中，而 *RYR3* 最先被发现于脑中。因为 *RYR1* 在骨骼肌中的表达程度非常高，而且容易提纯，所以 *RYR1* 是被研究最彻底的异构体。在人类中，编码 *RYR1* 的基因位于染色体 19q13.2 上，包含 106 个外显子；编码 *RYR2* 的基因位于染色体 1q43 上，包含 102 个外显子；编码 *RYR3* 的基因位于染色体 15q13.3-14 上，包含 103 个外显子。*RYR1*、*RYR2* 和 *RYR3* 基因在老鼠中位于染色体 7a3、13a2 和 2e4 上。3 种兰尼定受体异构体的基因序列有 65% 是相同的，而不同的序列主要包括 3 个区域：D_1，位于骨骼肌序列的 4254 与 4631 之间和心肌序列的 4210 与 4562 之间；D_2，位于骨骼肌序列的 1342 与 1403 之间和心肌序列的 1353 与 1397 之间；D_3，位于骨骼肌序列的 1872 与 1923 之间和心肌序列的 1852 与 1890 之间。D_1 区的突变会改变 RYR1 对钙离子和咖啡因的敏感性，D_2 区的突变对 RYR1 与 CaV1.1 的相互作用有重要作用，而 D_3 区中可能包括钙离子依赖的失活位点。

二、*RYR* 基因的表达

RYR1 主要表达于骨骼肌中终末肌浆网的连接区域，而在心肌、平滑肌、胃、肾脏、胸腺、脑、浦肯野细胞、肾上腺、卵巢和睾丸中 *RYR1* 呈现低表达。最近的研究发现，*RYR1* 还表达于 B 淋巴细胞中。心肌中最主要的 *RYR* 异构体是 *RYR2*。最近在心脏中发现一种 *RYR2* 的剪接变体，它很有可能与细胞凋亡有关。*RYR2* 还高表达于脑与浦肯野细胞中，而在胃、肾脏、肾上腺、卵巢、胸腺和肺中表现为低表达。*RYR3* 表达于人的海马神经元、浦肯野细胞、丘脑、纹状体、骨骼肌（尤其是隔膜），以及小鼠的冠状动脉血管、肺、肾、脾、胃、空肠、回肠和兔子的主动脉、子宫、输尿管、膀胱、食管的平滑肌中。

三、*RYR* 基因与人类疾病

RYR1 与 *RYR2* 基因的突变与一系列人类疾病有关。*RYR1* 基因的突变可导致多种威胁生命的肌肉疾病，包括 MH、热或运动引起的运动性

横纹肌溶解、中央轴空病、多微小轴空病和非典型周期性麻痹等。*RYR2* 基因的突变与儿茶酚胺多形性室性心动过速、2 型致心律失常性右心室发育不良（arrhythmogenic right ventricular dysplasia 2，ARVD2）有关。现在已经约有 300 个突变位点被证实与 *RYR* 引起的疾病有关。

MH 是一种常染色体显性基因疾病，当易感患者接触了吸入麻醉剂和（或）肌松药时，会出现持续的肌肉收缩。目前已经发现在 *RYR1* 基因上有超过 150 个突变位点与 MH 有关，这些突变主要集中于 *RYR1* 的 3 个区域：N 端（35 ～ 614 位氨基酸）、C 端（4637 ～ 4973 位氨基酸）和中间区域（2129 ～ 2458 位氨基酸）。MH 在患者接受手术或暴露于高温环境下通常不易被发觉。MH 的病理学基础主要是当患者接触诱发药物后，钙离子通道的持续开放引起的钙离子稳态异常。

MH 主要表现为体温的持续升高、代谢性酸中毒、缺氧、心动过速、骨骼肌肉僵硬和横纹肌溶解综合征等，如果不立即使用目前已知的唯一可以应用于临床 MH 治疗的特效药——丹曲林的话，很有可能导致生命危险。MH 的发病率在接受麻醉的儿童中为 1/15 000，成人则为 1/（50 000 ～ 100 000）。另一个与 MH 相关的疾病是热或运动诱发的运动性横纹肌溶解综合征，这是一种当患者处于高热或运动时诱发横纹肌溶解，最终可能导致肾功能衰竭、高钾血症和多器官衰竭的综合征，美国每年有约 26 000 例相关病例报道。

中央轴空病是一种先天性肌肉疾病，其主要临床特点是肌无力和肌肉无力导致的运动延迟。中央轴空病患者主要病理表现为 1 型骨骼肌的无定形区（中央区）缺乏线粒体和氧化酶。在某些病例中肌浆网和 T 小管也出现退化。导致中央轴空病发生的突变位点主要位于 *RYR1* 的成孔域。中央轴空病在先天性肌病患者中的发病率为 1/16 000，在新生儿中的发病率约为 1/100 000。*RYR2* 基因的突变会改变钙离子的稳态，导致 ARVD2 和儿茶酚胺敏感性室速。ARVD2 是一种常染色体显性遗传的心脏病，主要原因是心肌纤维被脂肪组织替换而导致的室性心律失常。

RYR2 基因突变导致的 ARVD2 与 *RYR1* 基因突变导致的 MH 和 CCD 被发现在 3 个基因区域是同源的。对 ARVD2 的研究表明心肌肌浆网上功能异常的 RYR2 中钙离子的泄漏与室性心律失常的发生有关。在美国成人中 ARVD2 的发病率约为 1/10 000。*RYR3* 是被研究最少的兰尼定受体异构体，所以它的功能很少为研究者所认识。最近，有文献报道 *RYR3* 可能与阿尔兹海默病的发生有关。

早期的遗传连锁研究发现染色体 19p12.1-13.2 是兰尼定受体基因 1（*RYR1*）的位点，可以编码骨骼肌肌浆网 Ca^{2+} 释放通道。然而，随着进一步的家系研究，MH 的分子遗传学变得越来越复杂。到目前为止，全世界只有不到 60 个家族被证明足以提供 MH 发生相关的基因证据。

目前，在研究其他能导致 MH 的 *RYR1* 突变方面也取得了一些进展。在发现猪 RYR1 蛋白的氨基酸 614 位置中精氨酸被半胱氨酸替代与猪应激综合征有关之后，又一个人类突变也被发现——*C1840T*，已经在 333 个来自欧洲单独的 MH 家系易感个体中发现了 14 例。然后在多个 MH 家族中发现了 15 个进一步的突变。在这些突变中，最常见的是 *GlO21A* 突变，在欧洲筛查的 298 例易感个体中发现了 19 例（欧洲恶性高热小组未发表具体数据）。然而，当对这些家系进行扩展检查时，发现在其中 5 个欧洲 MH 家系中存在的突变遗传和 MH 易感性不一致（未发表具体数据）。有学者对一个大的英国家系进行研究发现，在 12 个 MH 易感个体中只有 7 个发生了 *G102lA* 突变，认为存在第二个潜在的基因异常导致该家系 MH。虽然很难想象到目前为止研究发现的 *RYR1* 基因突变在 MH 中不发挥作用，但既然有如此高的概率不整合 2 个常见的突变，那就说明这些突变很可能只是修改因素的表达障碍。

由于上述 MH 分子遗传学的复杂性，目前已经排除了基于 DNA 的诊断，特别是当人们考虑到还存在另一种尚未确认的缺陷与 MH 易感性相关的情况下，遗传异质性的存在使这一问题更加复杂。因此，基于 DNA 诊断的第一步，将依赖对个体系谱中导致 MH 的异常的初步识别。

在将来第一个可靠的基于DNA的MH诊断很可能在个体中通过进行IVCT表型检查和基因突变筛选的连锁分析去实现。

RYR1.160kb RYR1 基因编码560kDa兰尼定受体1型蛋白，后者可以将同源四聚体钙释放通道的亚基RYR1蛋白嵌入肌浆网膜中。同源四聚体钙释放通道存在于许多细胞类型中，但RYR1介导的钙释放主要表现在骨骼肌纤维中，在兴奋性中起着至关重要的作用，通过离子收缩耦合、肌膜去极化导致 Ca^{2+} 从肌浆网释放以触发肌肉收缩的过程。

RYR1 基因是MH药物遗传特征的主要基因座（约70%的MH易感性个体有这一基因）。这种特征是一种高代谢的倾向，可以由任何强效挥发性麻醉剂（氧化亚氮和氙除外）或去极化肌肉松弛剂琥珀酰胆碱触发。当一个MH敏感的人暴露在触发剂中时，骨骼肌纤维中的细胞质内 Ca^{2+} 可能会持续增加，从而导致不受控制的肌肉收缩。早期最敏感的MH指标是心动过速和潮气末 CO_2 增加，其次是骨骼肌强直、代谢性和呼吸性酸中毒，以及高钾血症、高热和心律失常。如果暴露于琥珀酰胆碱，咬肌强直往往是MH的第一个迹象。如果不加以治疗，MH可能导致心脏骤停和死亡。任何一种强效挥发性麻醉剂和去极化肌肉松弛剂琥珀酰胆碱，都能在易感个体中触发MH反应。强效挥发性麻醉剂和琥珀酰胆碱是MH的禁忌。MH的发生率在1：（50 000～100 000）～1：5000。据估计，MHS遗传特征的流行率为1/3000～1/2000。真正的MH发病率是很难确定的，因为筛查易感性具有挑战性，大多数易感个体表型正常，除非暴露在MH触发剂中。更复杂的是，并非所有MH个体接触触发剂都会导致MH反应。

第 3 节　*CACNA1S* 基因

除了 *RYR1* 之外还有至少 6 个基因与 MH 有关，其中最主要的是由 *CACNA1S* 编码的 DHPR 受体，它已被证明是由 MH 连接的变体改变的。在使用 *CASQ1* 基因敲除小鼠模型的研究中发现，*Calsequestrin* 可能是 MH 的另一个候选基因，这些小鼠表现出对热和麻醉诱导所致死亡的易感性，类似于 MH。虽然一些 CASQ1 变异体已经在人类中被识别出来，但到目前为止还没有明确的证据表明该基因中的变异可以导致 MH。最近研究发现，*STAC3* 基因中的一个变异体与美国本土原住民的 MH 易感性有关。斑马鱼 *STAC3* 的消融会导致严重的运动缺陷和肌肉激发 – 收缩偶联的减少。*STAC3* 基因敲除小鼠模型表现出瘫痪、围产期致命性和一系列肌肉骨骼缺陷。研究证明，*STAC3* 基因编码的蛋白可以与 DHPR 一起运输，并被认为是骨骼肌 DHPR 的重要伴侣，这一研究结果也支持了 *STAC3* 在激发 – 收缩偶联中的作用。

一、骨骼肌二氢吡啶敏感的 L 型钙离子通道 α_1 亚基基因

CACNA1S 常常由其他名称标识（DHPR α_1、CaV1.1、CACN1、CACNL1A3、MHS5），是正常骨骼肌功能所必需的。*CACNA1S* 编码 450kDa DHPR 通道的亚基 176kDα_1。α_1 亚基共有 4 个 6 段（S1 ～ S6）跨膜结构域和 3 个细胞内环结构域，每个结构域的 S4 段被认为是电压传感器。*CACNA1S* 在 1 号染色体（1q32.1）的长臂上跨越 90 kB，包含 44 个外显子。将 CaV 通道的外显子交替拼接，得到各种 CaV 异构体，其中 CaV1.1 是骨骼肌中主要表达的亚型。

据报道，约有 1% 的 MH 病例是由 *CACNA1S* 突变导致的，尽管很难知道 *CACNA1S* 突变是单独出现的，还是与其他未经证实的 Ca^{2+} 调节基因突变相结合。目前已鉴定出 6 种与 MH 临床意义相关的 *CACNA1S* 变异，这些变异之间还可能具有连锁效应，包括 *p.R1086H* 突变破坏了 EC 耦合，*p.R174W* 突变可以通过切断 1 型电流而不影响 EC 耦合。整个外显子测序已经确定了 50 多个 *CACNA1S* 的额外变异体，包括 48 个错义变异，这些可能是 MH 发生的危险因素。虽然 *CACNA1S* 的变异在一般人群中普遍存在，但几乎所有这些变异导致 MH 发生的风险尚未确定。此外，MH 在携带致病性 *CACNA1S* 突变的人群中的外显率尚不清楚，主要是因为这些人群暴露于挥发性麻醉和（或）琥珀酰胆碱发生抽搐的频率较低。

二、临床意义的致病变异

药物基因组学知识库 PharmGKB 指出，rs1800559（*CACNA1S*，p.Arg1086His，c.3257）可以导致 MH 发生的第 3 级致病性证据与大量吸入麻醉剂和去极化神经肌肉阻滞剂有关。第 3 级致病性证据主要基于 2 项独立的研究，在这 2 项研究中均有 MHS 患者被筛选出 *CACNA1S* 突变。在其中一项研究中，对一个 MHS 家族（*n*=17）中进行致病变异分析，共发现 12 个具有 *p.Arg1086His* 突变的个体，而这种突变在 106 个无关的对照样本中缺乏。在另一项研究中，在 112 个 IVCT 阳性 MHS 样本中发现了 2 个样本携带有 *p.Arg1086His* 突变，而在 154 个对照样本中缺失。

虽然没有被 PharmGKB 注释，但 *p.Arg1086Cys* 和 *p.Arg1086Ser* 突变（c.3256；rs80338782）却可能是 MH 的危险因素，因为在 1 例暴发性 MH 的患者中发现 *p.Arg1086Ser* 突变。利用 cDNA 测序，在另一组 50 例 *RYR1* 突变阴性的 MH 患者中发现有 1 例患者带有一种新的 *CACNA1S* 突变点。

在对来自同一 MH 先证者家族的 11 个 MHS 进行基因突变筛选中，发现有 1 个 *p.Thr1354Ser*（c.4060；rs145910245）突变，经由 IVCT 确定该突变与 MHS 分离。

综合起来，这些研究结果提供了足够的证据来指明吸入麻醉剂 / 琥珀酰胆碱药物 -*CACNA1S*- 基因可以相互作用，最终导致 MH 发生。基于这些信息，使用强挥发麻醉剂和（或）琥珀酰胆碱是携带 6 种致病性 *CACNA1S* 突变中任何一种 MHS 患者的禁忌。

第 4 节　其他基因

JP-45，由 *JSPR1* 编码，是另一个完整的 SR 蛋白，既能与 RYR1 共定位，也能与 DHPR、*Calsequestrin* 相互作用。JP-45 在小鼠肌管细胞系中的过度表达可以减少通过 DHPR 的电荷运动。在同一系统中，JP-45 的缺失降低了 DHPR 的数量和通过该通道的电荷移动。最近在 MH 患者中发现了 2 种 *JSPR1* 变体，2 种变体在小鼠肌肉纤维中的表达都表现出 DHPR 对激活的敏感性降低。这些结果表明，如果 *RYR1* 突变单独表达，具有 *JSPR1* 突变的个体其 MH 整体表型将不那么严重。这些研究结果突出了多态变异调节 *RYR1* 功能的可能性，并可能有助于解释观察到的 MH 易感性的可变表型。

基因型 – 表型相关性对 MH 临床表达的影响和孤立肌肉对咖啡因或氟烷的反应都很弱。因此，各种调控似乎可以很明显地影响 MH 综合征的表型，脂肪酸代表了这方面已经研究过的一组调节剂。某些不饱和脂肪酸已被证明可以提高氟烷诱导 Ca^{2+} 体外释放的敏感性，这种脂肪酸的增加可能是由酶异常引起甘油三酯分解增多所致。最近，*RYR1* N 端区半胱氨酸残基 S- 棕榈酰化的减少已被证明可以减少通过 *RYR1* 释放的刺激偶联产生的 Ca^{2+}。兰尼定受体功能也可以通过其他翻译后修饰来改变。磷酸化、谷胱甘肽化、氧化和亚硝基化可以分别调节 SR 中 Ca^{2+} 的释放，但这些修饰发生的原因和修饰结果尚不清楚。18 个半胱氨酸残基中有 8 个受棕榈酰化的影响，也是 N- 亚硝基化或 S- 氧化的靶点，表明翻译后修饰可能在调节 *RYR1* 表达中起作用。因此在 MH 中，SERCA 和 DHPR 也受 S- 棕榈酰化的影响，表明脂肪酸在激发 – 收缩耦合中可能有更广泛的作用。

此外，对来自 MH 易感患者培养的肌肉细胞进行体外实验显示钠通道亚型的转移导致较长的膜去极化和终末池释放的 Ca^{2+} 增加。钠通道功能的变化，无论是通过钠通道突变本身还是通过脂肪酸的作用，都可能影响 MH 的表型表达，特别是肌肉僵硬。

通过骨骼肌 RYR1 活性增加消耗 SR 的 Ca^{2+} 也被证明能诱导细胞膜上的 Ca^{2+} 内流，包括钙池调控钙离子通道（store-operated Ca^{2+} entry，SOCE）和激发耦合的 Ca^{2+} 入口（excitation-coupled Ca^{2+} entry，ECE）。虽然控制这些现象的确切机制尚不清楚，但膜蛋白，如 STIM1、Orai1 和 TRPCs，已被证实与 RYR1 有相互作用。DHPR 被认为是 ECE 的主要贡献者，STIM1 和 Orai1 也被证明与骨骼肌三联结共定位。在另一项研究中，STIM1 被证明与 DHPR 相互作用，STIM1 的过度表达以一种依赖于 DHPR 的方式减弱了 Ca^{2+} 的释放，表明 STIM1 负调节 SR 中的 Ca^{2+} 释放，因此 STIM1 可能参与 SOCE 和激发 – 收缩耦合。在 *RYR1R163C* 突变小鼠的肌肉细胞中由于 SR 的被动泄漏而表现出较高的肌浆游离 Ca^{2+} 水平。通过抑制这些细胞中非特异性质膜阳离子通道可以比 Orai1 的过表达更有效地减少 Ca^{2+} 释放和肌质游离 Ca^{2+} 水平增加。这些结果表明，SOCE 不属于 STIM1/Orai1 通路，而属于另外一个非特异性质膜通道，而这种通道又与 MH 表型有关。因此，与上述任何一种蛋白质相关的功能失调均可能影响 RYR1 的功能，并对 MH 的易感性产生影响。

用已知的一种 MH 相关基因突变转染培养的肌肉细胞或肌管，当细胞暴露于氟烷、咖啡因或 4- 氯 -3- 甲酚等药物时，会导致细胞内 Ca^{2+} 释放增强。通过将兔 *RYR1* cDNA 引入到发育不良的小鼠体内，建立了几种 MH 小鼠模型，从而提供关于体内引入 *RYR1* 变体有何功能意义的见解。从这个研究中可以清楚地看出，不同的 *RYR1* 变异体具有不同的功能效应，并且不是每个 *RYR1* 变异体在小鼠模型中表达时都会表现出典型的 MH 敏感表型。如将 RYR1R163C 或 Y522S 杂合子敲入后小鼠表现出 MH 样症状，并与 Ca^{2+} 进入胞质的通量增加有关，而 I4898T（老鼠 I4895T）CCD 变体则引起肌肉无力，可能由钙离子释放减少导致。此外，研究还发现 Y522S 纯合小鼠是不可行的，而 R163C 和 T4826I 纯合小鼠是可行的。

最初发表于 2001 年的遗传指南描述了筛选出的 *RYR1* 基因中 15 个突变的潜在诊断用途，这些突变在适当的细胞模型系统中产生与致病作用兼容的功能变化。该指南还描述了使用遗传标记进行诊断的可能性，这些标记在单个家庭中显示出与 MH 特征具有高度统计学意义的分离。该指南中的一个关键信息是，需要在没有携带家族 *RYR1* 突变或遗传标记的个体中使用 IVCT 才能确认 MH 状态，这是因为在对欧洲的一些 MH 家系研究中发现 *RYR1* 基因型与 IVCT 表型之间有存在不一致的情况。

相关证据也证实了 2000 年欧洲恶性高热小组发布的指南具备前瞻性，即在采用错义变体进行诊断之前，需要对其进行功能分析。Kim 等报道对照样本中罕见的 *RYR1* 变异体的患病率为 6%。有趣的是，一些通用指南也采用了类似的方法去解释其他可能导致 MH 发生的基因变异。这些通用指南还建议使用分离分析来表明可能的 MH 致病性，但根据我们的经验，即使是在将携带相同变异的几个家庭的数据结合起来的情况下，也很少能产生足够的统计能力来实现这一点。

参考文献

[1] 陈曼丽，凌彬，林兆全．非综合征性唇腭裂基因研究进展 [J]. 中华老年口腔医学杂志，2009，7（3）：188-191.

[2] 李光早，王旭义，张松．基因突变与非综合征性唇腭裂 [J]. 安徽医学，2008，29（6）：753-755.

[3] FUJITA H，NAGATA M，ONO K，et al. Linkage analysis between BCL3 and nearby genes on 19q13. 2 and non-syndromic cleft lip with or without cleft palate in multigenerational japanese families[J]. Oral Dis，2004，10（6）：353-359.

[4] GONSALVES S G，DIRKSEN R T，SANGKUHL K，et al. Clinical pharmacogenetics implementation consortium （cpic）guideline for the use of potent volatile anesthetic agents and succinylcholine in the context of *RYR1* or cacna1s genotypes[J]. Clinical Pharmacology and Therapeutics，2018，105（6）：1338-1344.

[5] HOPKINS P M. Malignant hyperthermia：pharmacology of triggering[J]. British Journal of Anaesthesia，2011，107（1）：48-56.

[6] JIANG D，CHEN W，XIAO J，et al. Reduced threshold for luminal Ca^{2+} activation of *RYR1* underlies a causal mechanism of porcine malignant hyperthermia[J]. The Journal of Biological Chemistry，2008，283（30）：20813-20820.

[7] ROSENBERG H，POLLOCK N，SCHIEMANN A，et al. Malignant hyperthermia：a review[J]. Orphanet Journal of Rare Diseases，2015，10：93.

[8] SAMBUUGHIN N，HOLLEY H，MULDOON S，et al. Screening of the entire ryanodine receptor type 1 coding region for sequence variants associated with malignant hyperthermia susceptibility in the North American population[J]. Anesthesiology，2005，102（3）：515-521.

[9] BLEUNVEN C，TREVES S，JINYU X，et al. SRP-27 is a novel component of the supramolecular signalling complex involved in skeletal muscle excitation-contraction coupling[J]. The Biochemical Journal，2008，411（2）：343-349.

[10] TREVES S，VUKCEVIC M，GRIESSER J，et al. Agonist-activated Ca^{2+} influx occurs at stable plasma membrane and endoplasmic reticulum junctions[J]. Journal of Cell Science，2010，123（Pt 23）：4170-4181.

[11] STAMBOULIAN S，MOUTIN M J，TREVES S，et al. Junctate，an inositol 1，4，5-triphosphate receptor associated protein，is present in rodent sperm and binds TRPC2 and TRPC5 but not trpc1 channels[J]. Developmental Biology，2005，286（1）：326-337.

[12] WOO J S，KIM D H，ALLEN P D，et al. TRPC3-interacting triadic proteins in skeletal muscle[J]. The Biochemical Journal，2008，411（2）：399-405.

[13] GOONASEKERA S A，BEARD N A，GROOM L，et al. Triadin binding to the C-terminal luminal loop of the ryanodine receptor is important for skeletal muscle excitation contraction coupling[J]. The Journal of General Physiology，2007，130（4）：365-378.

[14] LUECK J D，ROSSI A E，THORNTON C A，et al. Sarcolemmal-restricted localization of functional clc-1 channels in mouse skeletal muscle[J]. The Journal of General Physiology，2010，136（6）：597-613.

[15] MISSIAEN L，ROBBERECHT W，VAN DEN BOSCH L，et al. Abnormal intracellular Ca^{2+} homeostasis and disease[J]. Cell Calcium，2000，28（1）：1-21.

[16] GOLINI L，CHOUABE C，BERTHIER C，et al. Junctophilin 1 and 2 proteins interact with the L-type Ca^{2+} channel dihydropyridine receptors（DHPRs）in skeletal muscle[J]. The Journal of Biological Chemistry，2011，286（51）：43717-43725.

[17] LEE E H，RHO S H，KWON S J，et al. N-terminal region of FKBP12 is essential for binding to the skeletal ryanodine receptor[J]. The Journal of Biological Chemistry，2004，279（25）：26481-26488.

[18] ZHU X，GHANTA J，WALKER J W，et al. The calmodulin binding region of the skeletal ryanodine receptor acts as a self-modulatory domain[J]. Cell Calcium，2004，35（2）：165-177.

[19] PRITCHARD T J，KRANIAS E G. Junctin and the histidine-rich Ca^{2+} binding protein：Potential roles in heart failure and arrhythmogenesis[J]. The Journal of

Physiology，2009，587（Pt 13）：3125-3133.

[20] KWETNY I. Clinical usefulness of the muscle contracture test：time to reevaluate？ [J]. Anesthesiology，2010，113（3）：757-758；author reply 758-759.

[21] PIŞKIN B，ATAC M S，KONCA E，et al. A suspected case of malignant hyperthermia after tooth extraction：case report[J]. J Oral Maxillofac Surg，2011，69（5）：1331-1334.

[22] 杨智，吴晓琴，黄昭，等．恶性高热回顾性对比分析 [J]. 临床医学，2010，30（5）：8-11.

[23] 王颖林，郭向阳，罗爱伦．我国大陆恶性高热病例的分析 [J]. 中华麻醉学杂志，2006，26（2）：107-109.

[24] DENBOROUGH M A，FORSTER J F，LOVELL R R，et al. Anaesthetic deaths in a family[J]. British Journal of Anaesthesia，1962，34：395-396.

[25] BEN ABRAHAM R，ADNET P，GLAUBER V，et al. Malignant hyperthermia[J]. Postgrad Med J，1998，74（867）：11-17.

[26] STRAZIS K P，FOX A W. Malignant hyperthermia：a review of published cases[J]. Anesthesia and Analgesia，1993，77（2）：297-304.

[27] HALL L W. Malignant hyperpyrexic syndrome[J]. British Journal of Anaesthesia，1999，82（2）：299.

[28] ROSENBERG H，DAVIS M，JAMES D，et al. Malignant hyperthermia[J]. Orphanet Journal of Rare Diseases，2007，2：21.

[29] METTERLEIN T，SCHUSTER F，KRANKE P，et al. Intramuscular injection of malignant hyperthermia trigger agents induces hypermetabolism in susceptible and nonsusceptible individuals[J]. European Journal of Anaesthesiology，2010，27（1）：77-82.

[30] ORDING H. Investigation of malignant hyperthermia susceptibility in denmark[J]. Dan Med Bull，1996，43（2）：111-125.

[31] MCCARTHY E J. Malignant hyperthermia：pathophysiology，clinical presentation，and treatment[J]. AACN Clin Issues，2004，15（2）：231-237.

[32] URWYLER A，HALSALL P J，MUELLER C，et al. Ryanodine receptor gene

（*RYR1*）mutations for diagnosing susceptibility to malignant hyperthermia[J]. Acta Anaesthesiologica Scandinavica，2003，47（4）：492；author reply 493.

[33] GIRARD T，TREVES S，VORONKOV E，et al. Molecular genetic testing for malignant hyperthermia susceptibility[J]. Anesthesiology，2004，100（5）：1076-1080.

[34] MACLENNAN D H，DUFF C，ZORZATO F，et al. Ryanodine receptor gene is a candidate for predisposition to malignant hyperthermia[J]. Nature，1990，343（6258）：559-561.

[35] MCCARTHY T V，HEALY J M，HEFFRON J J，et al. Localization of the malignant hyperthermia susceptibility locus to human chromosome 19q12-13. 2[J]. Nature，1990，343（6258）：562-564.

[36] MACKENZIE A E，KORNELUK R G，ZORZATO F，et al. The human ryanodine receptor gene：its mapping to 19q13. 1，placement in a chromosome 19 linkage group，and exclusion as the gene causing myotonic dystrophy[J]. Am J Hum Genet，1990，46（6）：1082-1089.

[37] DEUFEL T，GOLLA A，ILES D，et al. Evidence for genetic heterogeneity of malignant hyperthermia susceptibility[J]. Am J Hum Genet，1992，50（6）：1151-1161.

[38] LEVITT R C，NOURI N，JEDLICKA A E，et al. Evidence for genetic heterogeneity in malignant hyperthermia susceptibility[J]. Genomics，1991，11（3）：543-547.

[39] ILES D E，SEGERS B，SENGERS R C，et al. Genetic mapping of the beta 1-and gamma-subunits of the human skeletal muscle L-type voltage-dependent calcium channel on chromosome 17q and exclusion as candidate genes for malignant hyperthermia susceptibility[J]. Hum Mol Genet，1993，2（7）：863-868.

[40] SUDBRAK R，GOLLA A，HOGAN K，et al. Exclusion of malignant hyperthermia susceptibility（MHS）from a putative MHS2 locus on chromosome 17q and of the alpha 1，beta 1，and gamma subunits of the dihydropyridine receptor calcium channel as candidates for the molecular defect[J]. Hum Mol Genet，1993，2（7）：857-862.

[41] ROBINSON R L，MONNIER N，WOLZ W，et al. A genome wide search for susceptibility loci in three european malignant hyperthermia pedigrees[J]. Hum Mol Genet，1997，6（6）：953-961.

[42] SUDBRAK R，PROCACCIO V，KLAUSNITZER M，et al. Mapping of a further malignant hyperthermia susceptibility locus to chromosome 3q13. [J]. Am J Hum Genet，1995，56（3）：684-691.

[43] GILLARD E F，OTSU K，FUJII J，et al. A substitution of cysteine for arginine 614 in the ryanodine receptor is potentially causative of human malignant hyperthermia[J]. Genomics，1991，11（3）：751-755.

[44] FUJII J，OTSU K，ZORZATO F，et al. Identification of a mutation in porcine ryanodine receptor associated with malignant hyperthermia[J]. Science，1991，253（5018）：448-451.

[45] KEATING K E，GIBLIN L，LYNCH P J，et al. Detection of a novel mutation in the ryanodine receptor gene in an irish malignant hyperthermia pedigree：correlation of the ivct response with the affected and unaffected haplotypes[J]. J Med Genet，1997，34（4）：291-296.

[46] MANNING B M，QUANE K A，LYNCH P J，et al. Novel mutations at a CpG dinucleotide in the ryanodine receptor in malignant hyperthermi[J]. Human Mutation，1998，11（1）：45-50.

[47] MANNING B M，QUANE K A，ORDING H，et al. Identification of novel mutations in the ryanodine-receptor gene（*RYR1*）in malignant hyperthermia：genotype-phenotype correlation[J]. Am J Hum Genet，1998，62（3）：599-609.

[48] PHILLIPS M S，KHANNA V K，DE LEON S，et al. The substitution of Arg for GLY2433 in the human skeletal muscle ryanodine receptor is associated with malignant hyperthermia[J]. Hum Mol Genet，1994，3（12）：2181-2186.

[49] QUANE K A，KEATING K E，HEALY J M，et al. Mutation screening of the *RYR1* gene in malignant hyperthermia：detection of a novel Tyr to Ser mutation in a pedigree with associated central cores[J]. Genomics，1994，23（1）：236-239.

[50] QUANE K A，ORDING H，KEATING K E，et al. Detection of a novel mutation

at amino acid position 614 in the ryanodine receptor in malignant hyperthermia[J]. British Journal of Anaesthesia，1997，79（3）：332-337.

[51] DEUFEL T，SUDBRAK R，FEIST Y，et al. Discordance，in a malignant hyperthermia pedigree，between in vitro contracture-test phenotypes and haplotypes for the MHS1 region on chromosome 19q12-13. 2，comprising the C1840T transition in the *RYR1* gene[J]. Am J Hum Genet，1995，56（6）：1334-1342.

[52] FAGERLUND T H，ORDING H，BENDIXEN D，et al. Discordance between malignant hyperthermia susceptibility and *RYR1* mutation C1840T in two scandinavian MH families exhibiting this mutation[J]. Clin Genet，1997，52（6）：416-421.

[53] ADEOKUN A M，WEST S P，ELLIS F R，et al. The G1021A substitution in the *RYR1* gene does not cosegregate with malignant hyperthermia susceptibility in a british pedigree[J]. Am J Hum Genet，1997，60（4）：833-841.

[54] TONG J，OYAMADA H，DEMAUREX N，et al. Caffeine and halothane sensitivity of intracellular Ca^{2+} release is altered by 15 calcium release channel（ryanodine receptor）mutations associated with malignant hyperthermia and/or central core disease[J]. The Journal of biological chemistry，1997，272（42）：26332-26339.

[55] BRANDENBURGER Y，ARRIGHI J F，ROSSIER M F，et al. Measurement of perimitochondrial Ca^{2+} concentration in bovine adrenal glomerulosa cells with aequorin targeted to the outer mitochondrial membrane[J]. The Biochemical Journal，1999，341（Pt 3）：745-753.

[56] HWANG J H，ZORZATO F，CLARKE N F，et al. Mapping domains and mutations on the skeletal muscle ryanodine receptor channel[J]. Trends Mol Med，2012，18（11）：644-657.

[57] CAPES E M，LOAIZA R，VALDIVIA H H. Ryanodine receptors[J]. Skelet Muscle，2011，1（1）：18.

[58] GLAHN K P，ELLIS F R，HALSALL P J，et al. Recognizing and managing a malignant hyperthermia crisis：Guidelines from the European Malignant

Hyperthermia Group[J]. British Journal of Anaesthesia，2010，105（4）：417-420.

[59] IBARRA M C，WU S，MURAYAMA K，et al. Malignant hyperthermia in japan：Mutation screening of the entire ryanodine receptor type 1 gene coding region by direct sequencing[J]. Anesthesiology，2006，104（6）：1146-1154.

[60] RIAZI S，KRAEVA N，HOPKINS P M. Malignant hyperthermia in the post-genomics era：new perspectives on an old concept[J]. Anesthesiology，2018，128（1）：168-180.

[61] CARPENTER D，RINGROSE C，LEO V，et al. The role of cacna1s in predisposition to malignant hyperthermia[J]. BMC medical genetics，2009，10：104.

[62] MONNIER N，KRIVOSIC-HORBER R，PAYEN J F，et al. Presence of two different genetic traits in malignant hyperthermia families：Implication for genetic analysis，diagnosis，and incidence of malignant hyperthermia susceptibility[J]. Anesthesiology，2002，97（5）：1067-1074.

[63] WEISS R G，O' CONNELL K M，FLUCHER B E，et al. Functional analysis of the r1086h malignant hyperthermia mutation in the DHPR reveals an unexpected influence of the Ⅲ - Ⅳ loop on skeletal muscle ec coupling[J]. American Journal of Physiology Cell Physiology，2004，287（4）：C1094-1102.

[64] PROTASI F，PAOLINI C，DAINESE M. Calsequestrin-1：a new candidate gene for malignant hyperthermia and exertional/environmental heat stroke[J]. The Journal of Physiology，2009，587（Pt 13）：3095-3100.

[65] DAINESE M，QUARTA M，LYFENKO A D，et al. Anesthetic-and heat-induced sudden death in calsequestrin-1-knockout mice[J]. FASEB journal：official publication of the Federation of American Societies for Experimental Biology，2009，23（6）：1710-1720.

[66] PROTASI F，PAOLINI C，CANATO M，et al. Lessons from calsequestrin-1 ablation in vivo：Much more than a Ca^{2+} buffer after all[J]. Journal of Muscle Research and Cell Motility，2011，32（4-5）：257-270.

[67] CAPACCHIONE J F，SAMBUUGHIN N，BINA S，et al. Exertional

rhabdomyolysis and malignant hyperthermia in a patient with ryanodine receptor type 1 gene，L-type calcium channel alpha-1 subunit gene，and calsequestrin-1 gene polymorphisms[J]. Anesthesiology，2010，112（1）：239-244.

[68] KRAEVA N，ZVARITCH E，FRODIS W，et al. CASQ1 gene is an unlikely candidate for malignant hyperthermia susceptibility in the North American Population[J]. Anesthesiology，2013，118（2）：344-349.

[69] STAMM D S，AYLSWORTH A S，STAJICH J M，et al. Native American myopathy：congenital myopathy with cleft palate，skeletal anomalies，and susceptibility to malignant hyperthermia[J]. American Journal of Medical Genetics Part A，2008，146A（14）：1832-1841.

[70] HORSTICK E J，LINSLEY J W，DOWLING J J，et al. Stac3 is a component of the excitation-contraction coupling machinery and mutated in Native American myopathy[J]. Nature Communications，2013，4：1952.

[71] NELSON B R，WU F，LIU Y，et al. Skeletal muscle-specific t-tubule protein STAC3 mediates voltage-induced Ca^{2+} release and contractility[J]. Proceedings of the National Academy of Sciences of the United States of America，2013，110（29）：11881-11886.

[72] POLSTER A，PERNI S，BICHRAOUI H，et al. Stac adaptor proteins regulate trafficking and function of muscle and neuronal L-type Ca^{2+} channels[J]. Proceedings of the National Academy of Sciences of the United States of America，2015，112（2）：602-606.

[73] CATTERALL W A. Molecular properties of voltage-sensitive sodium and calcium channels[J]. Braz J Med Biol Res，1988，21（6）：1129-1144.

[74] CATTERALL W A. Structure and function of voltage-sensitive ion channels[J]. Science，1988，242（4875）：50-61.

[75] LEUNG A T，IMAGAWA T，CAMPBELL K P. Structural characterization of the 1，4-dihydropyridine receptor of the voltage-dependent Ca^{2+} channel from rabbit skeletal muscle. Evidence for two distinct high molecular weight subunits[J]. The Journal of Biological Chemistry，1987，262（17）：7943-7946.

[76] LEUNG I K，MANI R S，KAY C M. Fluorescence studies on the Ca^{2+} and Zn^{2+}

binding properties of the alpha-subunit of bovine brain S-100a protein[J]. FEBS Lett，1987，214（1）：35-40.

[77] DROUET B，GARCIA L，SIMON-CHAZOTTES D，et al. The gene coding for the alpha 1 subunit of the skeletal dihydropyridine receptor（Cchl1a3=mdg）maps to mouse chromosome 1 and human 1q32[J]. Mamm Genome，1993，4（9）：499-503.

[78] ELTIT J M，BANNISTER R A，MOUA O，et al. Malignant hyperthermia susceptibility arising from altered resting coupling between the skeletal muscle L-type Ca^{2+} channel and the type 1 ryanodine receptor[J]. Proceedings of the National Academy of Sciences of the United States of America，2012，109（20）：7923-7928.

[79] GONSALVES S G，NG D，JOHNSTON J J，et al. Using exome data to identify malignant hyperthermia susceptibility mutations[J]. Anesthesiology，2013，119（5）：1043-1053.

[80] MONNIER N，PROCACCIO V，STIEGLITZ P，et al. Malignant-hyperthermia susceptibility is associated with a mutation of the alpha 1-subunit of the human dihydropyridine-sensitive L-type voltage-dependent calcium-channel receptor in skeletal muscle[J]. Am J Hum Genet，1997，60（6）：1316-1325.

[81] WHIRL-CARRILLO M，MCDONAGH E M，HEBERT J M，et al. Pharmacogenomics knowledge for personalized medicine[J]. Clinical Pharmacology and Therapeutics，2012，92（4）：414-417.

[82] STEWART S L，HOGAN K，ROSENBERG H，et al. Identification of the Arg1086His mutation in the alpha subunit of the voltage-dependent calcium channel（CACNA1S）in a North American family with malignant hyperthermia[J]. Clin Genet，2001，59（3）：178-184.

[83] TOPPIN P J，CHANDY T T，GHANEKAR A，et al. A report of fulminant malignant hyperthermia in a patient with a novel mutation of the CACNA1S gene[J]. Canadian Journal of Anaesthesia，2010，57（7）：689-693.

[84] ANDERSON A A，ALTAFAJ X，ZHENG Z，et al. The junctional sr protein JP-45 affects the functional expression of the voltage-dependent Ca^{2+} channel

Cav1.1[J]. Journal of Cell Science，2006，119（Pt 10）：2145-2155.

[85] YASUDA T，DELBONO O，WANG Z M，et al. JP-45/JSRP1 variants affect skeletal muscle excitation-contraction coupling by decreasing the sensitivity of the dihydropyridine receptor[J]. Human Mutation，2013，34（1）：184-190.

[86] ROBINSON R L，CURRAN J L，ELLIS F R，et al. Multiple interacting gene products may influence susceptibility to malignant hyperthermia[J]. Annals of Human Genetics，2000，64（Pt 4）：307-320.

[87] ROBINSON R，CARPENTER D，SHAW M A，et al. Mutations in *RYR1* in malignant hyperthermia and central core disease[J]. Human Mutation，2006，27（10）：977-989.

[88] FLETCHER J E，MAYERBERGER S，TRIPOLITIS L，et al. Fatty acids markedly lower the threshold for halothane-induced calcium release from the terminal cisternae in human and porcine normal and malignant hyperthermia susceptible skeletal muscle[J]. Life Sci，1991，49（22）：1651-1657.

[89] FLETCHER J E，TRIPOLITIS L，ROSENBERG H，et al. Malignant hyperthermia：halothane-and calcium-induced calcium release in skeletal muscle[J]. Biochem Mol Biol Int，1993，29（4）：763-772.

[90] CHAUBE R，HESS D T，WANG Y J，et al. Regulation of the skeletal muscle ryanodine receptor/Ca^{2+}-release channel *RYR1* by S-palmitoylation[J]. The Journal of Biological Chemistry，2014，289（12）：8612-8619.

[91] ANDERSSON D C，BETZENHAUSER M J，REIKEN S，et al. Stress-induced increase in skeletal muscle force requires protein kinase A phosphorylation of the ryanodine receptor[J]. The Journal of Physiology，2012，590（24）：6381-6387.

[92] SUKO J，MAURER-FOGY I，PLANK B，et al. Phosphorylation of serine 2843 in ryanodine receptor-calcium release channel of skeletal muscle by cAMP-，cGMP- and CaM-dependent protein kinase[J]. Biochim Biophys Acta，1993，1175（2）：193-206.

[93] YUCHI Z，LAU K，VAN PETEGEM F. Disease mutations in the ryanodine receptor central region：crystal structures of a phosphorylation hot spot

domain[J]. Structure，2012，20（7）：1201-1211.

[94] ARACENA P，SÁNCHEZ G，DONOSO P，et al. S-glutathionylation decreases Mg^{2+} inhibition and s-nitrosylation enhances Ca^{2+} activation of *RYR1* channels[J]. The Journal of Biological Chemistry，2003，278（44）：42927-42935.

[95] BELLINGER A M，REIKEN S，CARLSON C，et al. Hypernitrosylated ryanodine receptor calcium release channels are leaky in dystrophic muscle[J]. Nat Med，2009，15（3）：325-330.

[96] VITA G M，OLCKERS A，JEDLICKA A E，et al. Masseter muscle rigidity associated with glycine1306-to-alanine mutation in the adult muscle sodium channel alpha-subunit gene[J]. Anesthesiology，1995，82（5）：1097-1103.

[97] WIELAND S J，FLETCHER J E，ROSENBERG H，et al. Malignant hyperthermia：slow sodium current in cultured human muscle cells[J]. Am J Physiol，1989，257（4 Pt 1）：C759-765.

[98] DUKE A M，HOPKINS P M，CALAGHAN S C，et al. Store-operated Ca^{2+} entry in malignant hyperthermia-susceptible human skeletal muscle[J]. The Journal of Biological Chemistry，2010，285（33）：25645-25653.

[99] GONZÁLEZ NARVÁEZ A A，CASTILLO A. Ca^{2+} store determines gating of store operated calcium entry in mammalian skeletal muscle[J]. Journal of Muscle Research and Cell Motility，2007，28（2-3）：105-113.

[100] YAROTSKYY V，DIRKSEN R T. Temperature and *RYR1* regulate the activation rate of store-operated Ca^{2+}entry current in myotubes[J]. Biophys J，2012，103（2）：202-211.

[101] DIRKSEN R T. Checking your SOCCs and feet：the molecular mechanisms of Ca^{2+} entry in skeletal muscle[J]. The Journal of Physiology，2009，587（Pt 13）：3139-3147.

[102] BANNISTER R A，PESSAH I N，BEAM K G. The skeletal L-type Ca^{2+} current is a major contributor to excitation-coupled Ca^{2+} entry[J]. The Journal of General Physiology，2009，133（1）：79-91.

[103] WEI-LAPIERRE L，CARRELL E M，BONCOMPAGNI S，et al. Orai1-dependent calcium entry promotes skeletal muscle growth and limits fatigue[J]. Nature Communications，2013，4：2805.

[104] LEE K J, WOO J S, HWANG J H, et al. STIM1 negatively regulates Ca^{2+} release from the sarcoplasmic reticulum in skeletal myotubes[J]. The Biochemical Journal, 2013, 453（2）: 187-200.

[105] ELTIT J M, DING X, PESSAH I N, et al. Nonspecific sarcolemmal cation channels are critical for the pathogenesis of malignant hyperthermia[J]. FASEB Journal: Official Publication of the Federation of American Societies for Experimental Biology, 2013, 27（3）: 991-1000.

[106] BRINI M, MANNI S, PIEROBON N, et al. Ca^{2+} signaling in HEK-293 and skeletal muscle cells expressing recombinant ryanodine receptors harboring malignant hyperthermia and central core disease mutations[J]. The Journal of Biological Chemistry, 2005, 280（15）: 15380-15389.

[107] DU G G, OYAMADA H, KHANNA V K, et al. Mutations to Gly2370, Gly2373 or Gly2375 in malignant hyperthermia domain 2 decrease caffeine and cresol sensitivity of the rabbit skeletal-muscle Ca^{2+}-release channel（ryanodine receptor isoform 1）[J]. The Biochemical Journal, 2001, 360（Pt 1）: 97-105.

[108] ROESL C, SATO K, SCHIEMANN A, et al. Functional characterisation of the R2452W ryanodine receptor variant associated with malignant hyperthermia susceptibility[J]. Cell Calcium, 2014, 56（3）: 195-201.

[109] SATO K, POLLOCK N, STOWELL K M. Functional studies of *RYR1* mutations in the skeletal muscle ryanodine receptor using human *RYR1* complementary DNA[J]. Anesthesiology, 2010, 112（6）: 1350-1354.

[110] SATO K, ROESL C, POLLOCK N, et al. Skeletal muscle ryanodine receptor mutations associated with malignant hyperthermia showed enhanced intensity and sensitivity to triggering drugs when expressed in human embryonic kidney cells[J]. Anesthesiology, 2013, 119（1）: 111-118.

[111] YANG T, TA T A, PESSAH I N, et al. Functional defects in six ryanodine receptor isoform-1（*RYR1*）mutations associated with malignant hyperthermia and their impact on skeletal excitation-contraction coupling[J]. The Journal of Biological Chemistry, 2003, 278（28）: 25722-25730.

[112] BUCK E D, NGUYEN H T, PESSAH I N, et al. Dyspedic mouse skeletal muscle expresses major elements of the triadic junction but lacks detectable

ryanodine receptor protein and function[J]. The Journal of Biological Chemistry, 1997, 272 (11): 7360-7367.

[113] CHELU M G, GOONASEKERA S A, DURHAM W J, et al. Heat-and anesthesia-induced malignant hyperthermia in an *RYR1* knock-in mouse[J]. FASEB Journal: official publication of the Federation of American Societies for Experimental Biology, 2006, 20 (2): 329-330.

[114] BANNISTER R A, ESTÈVE E, ELTIT J M, et al. A malignant hyperthermia-inducing mutation in *RYR1* (R163C): consequent alterations in the functional properties of DHPR channels[J]. The Journal of General Physiology, 2010, 135 (6): 629-640.

[115] ESTÈVE E, ELTIT J M, BANNISTER R A, et al. A malignant hyperthermia-inducing mutation in *RYR1* (r163c): alterations in Ca^{2+} entry, release, and retrograde signaling to the DHPR[J]. The Journal of General Physiology, 2010, 135 (6): 619-628.

[116] BARRIENTOS G C, FENG W, TRUONG K, et al. Gene dose influences cellular and calcium channel dysregulation in heterozygous and homozygous *T4826I-RYR1* malignant hyperthermia-susceptible muscle[J]. The Journal of Biological Chemistry, 2012, 287 (4): 2863-2876.

[117] DE CRESCENZO V, FOGARTY K E, LEFKOWITZ J J, et al. Type 1 ryanodine receptor knock-in mutation causing central core disease of skeletal muscle also displays a neuronal phenotype[J]. Proceedings of the National Academy of Sciences of the United States of America, 2012, 109 (2): 610-615.

[118] ANDRONACHE Z, HAMILTON S L, DIRKSEN R T, et al. A retrograde signal from *RYR1* alters DHP receptor inactivation and limits window Ca^{2+} release in muscle fibers of Y522S *RYR1* knock-in mice[J]. Proceedings of the National Academy of Sciences of the United States of America, 2009, 106 (11): 4531-4536.

[119] YANG T, RIEHL J, ESTEVE E, et al. Pharmacologic and functional characterization of malignant hyperthermia in the R163C *RYR1* knock-in mouse[J]. Anesthesiology, 2006, 105 (6): 1164-1175.

[120] ZVARITCH E，DEPREUX F，KRAEVA N，et al. An *Ryr1I4895T* mutation abolishes Ca^{2+} release channel function and delays development in homozygous offspring of a mutant mouse line[J]. Proceedings of the National Academy of Sciences of the United States of America，2007，104（47）：18537-18542.

[121] ROBINSON R L，ANETSEDER M J，BRANCADORO V，et al. Recent advances in the diagnosis of malignant hyperthermia susceptibility：how confident can we be of genetic testing ？ [J]. European Journal of Human Genetics：EJHG，2003，11（4）：342-348.

[122] ROBINSON R，HOPKINS P，CARSANA A，et al. Several interacting genes influence the malignant hyperthermia phenotype[J]. Hum Genet，2003，112（2）：217-218.

[123] CARPENTER D，ROBINSON R L，QUINNELL R J，et al. Genetic variation in *RYR1* and malignant hyperthermia phenotypes[J]. British Journal of Anaesthesia，2009，103（4）：538-548.

[124] KIM J H，JARVIK G P，BROWNING B L，et al. Exome sequencing reveals novel rare variants in the ryanodine receptor and calcium channel genes in malignant hyperthermia families[J]. Anesthesiology，2013，119（5）：1054-1065.

[125] MEEHAN C J，GOIG G A，KOHL T A，et al. Whole genome sequencing of Mycobacterium tuberculosis：current standards and open issues[J]. Nat Rev Microbiol，2019，17（9）：533-545.

[126] MØLLER P，CLARK N，MÆHLE L. A simplified method for segregation analysis（SISA）to determine penetrance and expression of a genetic variant in a family[J]. Human Mutation，2011，32（5）：568-571.

第 5 章

恶性高热的病因学

第1节　概述

MH 主要是基因型变异的易感人群在使用麻醉药物的过程中诱发所致。通常由氟烷类吸入麻醉剂或去极化肌松药琥珀酰胆碱等诱发。有病例报道指出，酰胺类局麻药（如利多卡因、盐酸甲哌卡因和盐酸丁哌卡因）或诱导麻醉剂氯胺酮等也有可能引发 MH。此外，还有其他罕见因素如中暑、运动过度、压力增大、情绪问题、应激状态等，都可能诱发 MH 样反应。MH 易感者在未接触到诱发药物或危险因素前，其体温通常无明显异常或仅轻度升高，骨骼肌肌张力、各项血液生化指标等均处于正常水平，肌细胞胞质内 Ca^{2+} 浓度正常，临床表现不明显，因而临床上很难预防其发病。

相关研究已经证实 *RYR1*、*CACNA1S* 基因、*STAC3* 基因与 MH 易感性和骨骼肌 Ca^{2+} 稳态的严重失调有关，其中 *RYR1* 为 MH 主要相关基因。少数 MH 患者携带 *CACNA1S* 基因，该基因编码电压门控 Ca^{2+} 通道的 α_{1S} 亚基，也称为二氢吡啶受体（DHPR），其对 Ca^{2+} 的转运起重要作用。*STAC3* 基因编码的 STAC3 蛋白对 DHPR 和 RYR1 的有效位点起作用。特定的基因突变位点可能和 MH 在术中发病的迟早、缓急存在一定关系。MH 的诊断包括临床诊断、CHCT、IVCT 和基因诊断，其中公认的诊断金标准是 CHCT 和 IVCT，临床上医务工作者可以通过临床表现和血生化检查进行临床诊断，而基因诊断可能出现假阴性结果，暂不能作为确诊 MH 的方法，仅作为诊断 MH 的补充方法。

第2节 基因基础

RYR1 基因是较为公认的与 MH 相关的突变基本位点，Gomez 等重构了 9 个携带 MH 或中央核肌病突变的 *RYR1* 突变体，并通过［^{3}H］ryanodine 结合法确定 RYR1 通道的活动情况，发现这 9 个 *RYR1* 突变体不同程度地被钙离子和镁离子调节，其中 4 个位于 RYR1 受体 S2-S3 胞质环上的 *RYR1* 突变体会影响钙依赖性失活，*RYR1* 基因突变引起的 RYR1 受体功能缺陷，在诱因作用下，骨骼肌肌质网失控性释放钙离子，致使肌肉持续收缩，导致消耗大量的 ATP，同时耗氧量明显增加并有 CO_2 和热量的产生。ATP 耗竭后会导致细胞膜完整性受损，进而引起胞内肌红蛋白、钾离子和肌酸激酶等内容物入血。其他相关的遗传位点至少还有 6 个。

电压门控钙离子通道 α_{1S} 亚单位（*CACNA1S*）编码的二氢蝶啶还原酶的主要亚基与 MH 相关的基因突变有关；集钙蛋白 1（calsequestrin 1，CASQ1）基因敲除小鼠会出现类似于 MH 诱发的麻醉相关死亡；*STAC3* 基因与 MH 易患性有关，*STAC3* 基因敲除鼠存在严重的肌肉骨骼缺陷。Bjorksten 等对体外肌肉挛缩试验阳性患者的骨骼肌钙离子转运相关基因进行序列分析，确定了 4 种不同基因的罕见变异（*CACNB1*、*CASQ1*、*SERCA1* 和 *CASQ2*）编码参与骨骼肌钙病变进程。

Bamaga 等对 1990 年 1 月 1 日至 2015 年 4 月 1 日关于 MH 的回顾分析发现，*RYR1* 突变是引起 MH 最常见的原因，其中 1/3 存在潜在的神经肌肉病变，因此存在神经肌肉疾病症状的患者在接受麻醉时要警惕 MH 发生。

第 3 节　麻醉药物

全身麻醉药物是诱发 MH 的主要原因，包括氟烷、恩氟烷、异氟烷、地氟烷、七氟烷、琥珀酰胆碱等。在挥发性麻醉剂和琥珀酰胆碱类药物的作用下，机体细胞膜稳态受到干扰，Ca^{2+} 调节发生障碍，导致骨骼肌压力提升。通常，正常肌肉组织可以抵制这种压力，但 MH 易感者在这种情况下会出现 Ca^{2+} 早释放，进而诱发 Ca^{2+} 逃逸，导致肌浆中堆积大量的 Ca^{2+} 而产生过多的乳酸、CO_2、磷酸盐和热量，最终发生代谢性酸中毒、高碳酸血症、高磷酸血症和高热。随着 Ca^{2+} 的持续释放，肌红蛋白和肌球蛋白的活动受到抑制，ATP 的产生降低，进而细胞的离子转运系统失活，血液中的 K^+、Mg^{2+}、磷酸盐浓度随之提升。

一、吸入麻醉剂

Denborough 等通过对 Evans 家族的 2 项研究得出结论，MH 的 10 例死亡病例与乙醚或氯乙烷的使用有关，而存活下来的患者则接受氟烷。随后，每一种有效的吸入剂都被认为是临床触发因素。虽然没有相反的证据，但孤立的临床报道由甲氧基氟烷和环丙烷引发的反应，无法为这些药物作为 MH 的触发器提供令人信服的证据。而当缺乏人类证据时，MH 的猪模型往往可提供有用的数据，至少在使用环丙烷的情况下是如此，这似乎与 Lips 等报道的情况一样模棱两可。另外，对猪模型的研究证实了甲氧基氟烷触发 MH 的能力。在引进每一种新的强效吸入麻醉剂，如恩氟烷、异氟烷、七氟烷和地氟烷后，很快就有报道说它们在麻醉中的应用被 MH 复杂化。

是否所有的吸入麻醉剂都可导致 MH？ 2 项早期的实验室研究提供

了线索，这 2 份报道都研究了各种吸入剂对浸泡于咖啡因溶液中引起的骨骼肌挛缩的影响。Reed 和 Strobel 使用蛙腿缝匠肌，并证明氟烷对咖啡因收缩的增强作用约为恩氟烷的 3 倍，在 1 个 MAC 浓度下其为异氟烷的 4 倍。然而对数据的研究表明，乙醚具有相对较弱的影响，并且该模型预测氧化亚氮是 MH 的潜在触发因素。Britt 等利用 MH 易感患者切除的肌肉束，发现氟烷对咖啡因挛缩的影响比异氟烷更大，而异氟烷则产生更大的影响，效果优于恩氟烷和甲氧基氟烷。有学者发现两栖动物和人类的骨骼肌生理差异，氟烷对咖啡因的诱导在 MH 易感者肌肉和正常人之间挛缩明显重叠，根据这 2 项研究的结果来推断 MH 触发剂临床效力的有效性是值得怀疑的。

Hopkins 等认为麻醉诱导与 MH 临床特征发展之间的时间间隔可以作为 MH 反应严重程度的标志。同样，这一间隔可以作为吸入麻醉剂担任 MH 触发剂的相对效力的替代物。考虑到这一点，作者团队分析了 1990—2005 年英国某医疗中心的 75 例确诊患者。在分析中纳入使用地氟烷的患者数量较少（2 例），其余包括 8 例使用恩氟烷、11 例使用氟烷、42 例使用异氟烷和 12 例使用七氟烷的患者。使用氟烷、恩氟烷和七氟烷后的 MH 反应有统计学意义，但异氟烷没有。虽然样本小，作者没有得到琥珀酰胆碱的混淆效应的证据，但这些数据确实为吸入性麻醉药诱发 MH 的能力的差异提供了临床证据基础。然而，最重要的临床信息是，这些药物中的任何一种都可以在麻醉诱导的几分钟内产生快速进展的 MH 反应，这些数据还证实了 MH 反应可能需要几个小时才能显现出来。

二、MH 触发的剂量依赖过程

假设在 MH 反应的延迟发生方面，药物依赖性的差异与 MH 触发效应和药物的麻醉效应相对效力的差异有关，吸入麻醉剂意味着任何一种药物触发 MH 反应的能力都是剂量依赖性的。考虑到 MH 肌肉对增加氟烷浓度的分级增量挛缩反应，这并不令人惊讶。虽然它不能解释 MH 临床表型缺失的所有情况，但临床反应的时间与加权剂量依赖性都是可能的诱发因素，这些因素是许多 MH 易感者有可能会暴露在强吸入麻醉剂中。

因为触发 MH 反应有剂量依赖现象，因此在准备麻醉机方面，对接受麻醉的 MH 高危的患者具有重要意义。这导致了一个早期 MH 治疗建议的放弃：即每个主要医院都应该预留一台从未被用于给 MH 敏感患者使用强效吸入麻醉剂的麻醉机。然而，能够触发 MH 的最低浓度尚未确定，在各类研究中麻醉机的用药浓度从 1 ～ 10 ppm 不等。一种观点认为即使是 10 ppm，由于体外肌肉收缩浓度 – 反应关系，MH 猪的研究经验，以及麻醉、外科和手术室人员职业触发 MH 报道的缺乏，也会留下很大的误差空间。大多数国家通过职业健康和安全立法规定，长期接触强力吸入麻醉剂应为 50 ～ 100 ppm，而短时间内暴露于较高浓度的麻醉剂的情况多发生在面罩麻醉期和麻醉后监护期。

有趣的是，在对现代麻醉机中强效吸入麻醉剂消除动力学的研究总结得出结论，通用方案将不足以为 MH 易感患者麻醉前准备好合适仪器。对于处理疑似 MH 危机的方案，也应采取类似的谨慎措施。部分方案认为通过改变麻醉机或在呼吸回路的吸气分路上添加木炭过滤器，消除触发麻醉作用不会有显著增强。但这项建议是基于 1993 年发表的一项研究，该研究中使用的麻醉机比今天使用的更简单。基于上述研究，有学者建议仍然通过一个非呼吸回路，如 Bain 回路，使用 100% 氧气的高流量，使患者的肺过度通气，在呼吸回路的吸气分路上使用木炭过滤器将是复杂的现代麻醉机的替代方案。

三、MH 的触发剂

（一）琥珀酰胆碱

琥珀酰胆碱（succinylcholine，SCh）是一种去极化的肌松药，已知是 MH 反应的潜在触发剂。琥珀酰胆碱由 2 个乙酰胆碱（acetylcholine，ACh）分子组成，由它们的乙酰基末端相连。ACh 是烟碱乙酰胆碱受体（nicotinic acetylcholine receptor，nAChR）的内源性激动剂，是一种配体门控的非特异性阳离子通道，由围绕中心孔组织的 5 个亚基形成。有 2 个 α_1 子单元，一个 β_1、δ 和 ε 子单元。nAChR 的每个亚基由 4 个基因之一编码（α_1 由 *CHRNA1* 编码，β_1 由 *CHRNB1* 编码，δ 由 *CHRND* 编码，ε 由 *CHRNE* 编码），位于骨骼肌膜神经肌肉连接（neuro-muscular junction，NMJ）的运动端板上，也称为肌膜。去极化肌肉松弛剂与神经肌肉接头的突触后乙酰胆碱受体结合，导致通道开放，初始激活，然后持续去极化，在接受插管和许多手术的患者中，肌膜都会出现明显的肌肉松弛。

激动剂的结合，如 ACh 或琥珀酰胆碱可以导致通道成为开放状态。当 nAChR 打开时，Na^+ 进入细胞，K^+ 离开细胞，导致膜去极化，产生动作电位。在肌细胞中，去极化刺激肌肉收缩。

琥珀酰胆碱在 MH 个体中的触发作用尚不清楚，据报道，虽然单独使用时，琥珀酰胆碱会触发 MH，但大多数 MH 危机发生在琥珀酰胆碱与一种强效吸入麻醉剂共同使用时。一项回顾性分析报告指出，当有效的吸入麻醉剂和琥珀酰胆碱被联合使用时，MH 发生的风险相对于两者单独使用时更高。最近的一项分析得出结论，当单独使用强力吸入麻醉剂和单独使用琥珀酰胆碱时，MH 的严重程度没有显著差异。然而，这项研究报道表明，与单独使用琥珀酰胆碱和强吸入麻醉剂相比，合并使用琥珀酰胆碱和强吸入麻醉剂的患者发生 MH 危机的速度更快。有研究报告指出，使用琥珀酰胆碱与患者血清肌酸激酶水平升高有关。因此，对于琥珀酰胆碱导致 MH 的报道多见于与吸入性麻醉剂联合应用，单独应用琥珀酰胆碱直接导致 MH 的多为个案，但尚缺乏系统性研究和更充分的证据，因此该药是否具备单独致病的效果存在一定争议。

Sheikh 等报道了 1 例使用琥珀酰胆碱后发生咬肌僵硬的患者，而咬肌僵硬常常是临床上 MH 发病的前兆。患者使用了丙泊酚和琥珀酰胆碱进行麻醉诱导后，患者下颌固定，考虑咬肌痉挛，遂放弃插管。检查患者体温为 36.6 ℃，检查身体的其他部位肌肉骨骼无任何僵硬或痉挛，尿量无异常且无血尿的症状。最终确认该患者是独立的下颌僵硬而不是 MH。但从这一情况看，该药具有独立诱发 MH 的潜能。

继 Denborough 等描述了氟烷引发的 MH 反应后，Britt 和 Kalow 在针对 73 例接受琥珀酰胆碱的患者中出现 59 例 MH 患者的情况，总结出一个新的特征：患者在琥珀酰胆碱的作用下出现颌骨肌肉严重和持续的僵硬，且 MH 患者接受处理后，生存率也呈下降趋势。

Ellis 等证实琥珀酰胆碱在 MH 的触发中起作用，他们发现一些 MH 家族的成员在进行体外肌肉收缩试验时，发生收缩的肌肉标本并不是单纯暴露在氟烷中，而是暴露在琥珀酰胆碱和氟烷中。同时单独应用琥珀酰胆碱进行测试并没有引起任何一位成员的肌肉收缩。Harrison 等以肌肉僵硬作为易感猪 MH 反应发展的标志，提出琥珀酰胆碱确实能够诱导 MH，但事先给药可以防止反应。然而，Hall 等和 Nelson 等的研究显示单独用琥珀酰胆碱并不能诱导猪的 MH。Iaizzo 和 Wedel 等在 1994 年重新审视了这一模式，最终认为琥珀酰胆碱确实触发了猪的 MH，并且研究发现通过预先给予泮库溴铵处理可以改善 MH。但这一结论受到众多学者的质疑，认为猪对琥珀酰胆碱的初步反应有明显的心动过速、酸中毒和高碳酸血症导致的低血压，当低血压时静脉输注生理盐水，后者是在给药前解决的，可以用低灌注组织的再灌注来解释，并且这些猪的体温没有变化。Sigg 和 Iaizzo 后来对这一现象进行了全面的研究，仍然无法确定琥珀酰胆碱是否可以单独导致 MH。但 Larach 等通过对 MH 的相关案例进行多中心的资料汇总和文献回顾，提供了相关证据，琥珀酰胆碱经常用于许多麻醉和镇静的场合，如遇到面罩通气困难时。在没有挥发性麻醉剂的情况下使用琥珀酰胆碱仍然会触发 MH 事件，需要丹曲林治疗。

而在人类中，许多 MH 的诊断是基于琥珀酰胆碱引起的咬肌强直或痉挛后的体外肌肉挛缩反应异常。然而，在没有有效吸入麻醉剂的情况下，却缺乏琥珀酰胆碱能引起暴发性 MH 的令人信服的报道。Laurence 等报道了 1 例咬肌痉挛的患者，伴有心动过速和体温上升，在给予丹曲林之前患者体温只有 37.9 ℃。然而，如实验猪的结果所示，这种表现可能是由于儿茶酚胺能对肌肉束和僵硬的作用。Strazis 和 Fox 总结了 503 例明显的 MH 报道，其中 428 例接受了有效的吸入麻醉剂、琥珀酰胆碱或两者兼而有之。事实上缺乏对作为 MH 案例的来源文章或纳入标准的批判性评价，使这一文章参考性非常有限。另一方面，Larach 等系统地应用了临床分级评分，向北美恶性高热登记处报告可疑的 MH 病例，在 284 例（0.7%）中有 2 例被评为“非常可能”或“几乎肯定”为 MH，患者曾接受琥珀酰胆碱，但没有接受强效吸入麻醉剂。然而这个研究没有提供更多的细节。

在制定咬肌痉挛后的治疗方案时，琥珀酰胆碱诱发暴发性 MH 的概率很重要。由于 MH 的发病率较低，许多医师可能更倾向于放弃外科手术而采用更保守的治疗方法。然而在这些情况下，应考虑是否存在 MH 以外的肌病可能会出现急性和大范围横纹肌溶解。因此，Hopkins 等建议进行系列血清钾测量。虽然在琥珀酰胆碱 MH 易感个体应用琥珀酰胆碱后，高钾血症的心脏骤停罕见，但横纹肌溶解足以造成肾损伤，因此也应该积极预防和管理。当然，任何怀疑有 MH 风险增加可能的患者都应该得到适当的咨询和转诊，以便得到明确的诊断。

因此琥珀酰胆碱与强效吸入麻醉剂的结合，会产生更明显的临床 MH 反应。例如，MH 反应后血清肌酸激酶的增加。当琥珀酰胆碱与吸入麻醉剂联合使用时，血清肌酸激酶浓度会提高 6 ～ 10 倍。同样，Pollock 等发现使用琥珀酰胆碱时 MH 反应的发生明显增强。

因此，Gonsalves 等提出了 *RYR1* 或 *CACNA1S* 基因型背景下使用潜在挥发性麻醉剂和琥珀酰胆碱的指南，对于 MH 易感者（MHS），即被发现有这里所描述的 50 种变体之一的人，关键的药物遗传学建议是，以上提到的强效挥发性麻醉剂和琥珀酰胆碱是相对禁忌的，只有非触发麻醉剂应该用于任何被认定为 MHS 的个体。区域麻醉（如轴索麻醉、外周神经阻滞或局部麻醉）或非触发全身麻醉剂，应该避免所有强效挥发性麻醉剂和琥珀酰胆碱，或将其用于恰当麻醉设备引发剂清除准备后。非极化神经肌肉阻滞药物似乎不会触发 MH。MH 触发剂是强效、易挥发的吸入麻醉剂（如地氟烷、恩氟烷、氟烷、异氟烷、甲氧基氟烷和七氟烷）和去极化肌肉松弛剂；所有其他非去极化肌肉松弛剂，长时间吸入麻醉与非触发麻醉，以及所有静脉诱导剂都是与 MH 无关的替代品。

对于由欧洲恶性高热小组指定的 *RYR1* 相关或 *CACNA1* 相关恶性高热“诊断突变”的个体阴性，应被认为具有不确定的易感性。一个阴性的结果并不能排除患者易受 MH 影响的可能。大约一半 MH 幸存者的遗传原因，经体外肌肉挛缩试验证实 MH 易感性尚不清楚。因此，不能假定阴性或不确定的遗传测试来表明正常的 *RYR1* 相关表型，应结合临床表现、家族史和其他情况加以解释实验室数据。

（二）5- 羟色胺能药物

Gerbershagen 等比较了 5-HT_{2A} 激动剂对麻醉 MH 易感猪和正常猪的影响，发现在 MH 易感猪与正常猪两组之间，仅在使用最高剂量 5-HT_{2A} 激动剂时，出现肌颤、体温升高、呼气末二氧化碳分压（$ETCO_2$）增加、酸中毒等变量才会表现出差异。这些数据表明，5- 羟色胺能药物不会触发 MH，而且 MH 敏感的个体不太可能增加发生 5- 羟色胺综合征的风险。然而，MH 敏感的患者可能经历更严重的血清素综合征反应。

（三）磷酸二酯酶Ⅲ型抑制剂

Hopkins 等通过体外研究证明了磷酸二酯酶Ⅲ型抑制剂依诺昔酮在人 MH 和正常肌肉中应用的挛缩反应。然而，在 MH 肌肉中启动挛缩所需的依诺昔酮浓度远高于临床上实际的浓度。此后，对依诺昔酮也有类似的发现，还有阿米酮在猪的MH肌肉反应的发现。在这些使用依诺昔酮的体内研究中，Fiege等静脉注射给药时增加剂量，结果显示无论是MH易感猪还是正常猪，没有一头猪在死于心血管衰竭之前出现MH的迹象。

尽管上述证据显示常规使用依诺昔酮不会导致MH，但Riess等基于他们以往报道的一个病例认为，依诺昔酮不应该给予MH敏感的患者。该病例涉及一名在主动脉瓣置换和冠状动脉旁路移植术后出现横纹肌溶解的男子。患者随后检测为MH阳性，发现有诊断性*RYR1*突变。因此，无可辩驳的是，患者易受MH的影响，但作者也承认该病例还包含长期的心肺旁路、旁路后低灌注和肾上腺素输注的体外循环后横纹肌溶解的危险因素。

虽然不可能明确指出依诺昔酮在临床浓度下不会刺激或损害MH，但尚有足够的证据来限制这种有潜在危险的药物在MH患者中的使用。不过，谨慎的做法是警惕横纹肌溶解的可能性。同样，如果在没有MH家族史的患者中发生意外的过度代谢或横纹肌溶解反应，则应考虑调查MH易感性。

（四）他汀类药物

他汀类药物的治疗也与MH患者的横纹肌溶解有关，还与肌痛有关，肌痛他汀类药物治疗的常见不良反应。在以下3个案例中，第一个案例中报道了患者在他汀类药物治疗停止后仍有深色的尿液，这表明存在肌红蛋白尿；而其他2个案例在停用他汀治疗后肌酸激酶仍升高。通过肌肉活检和体外肌肉挛缩试验，对这3种他汀类药物进行MH检查，发现均易感。随后，Guis等报道了一组9例他汀类药物肌病症状伴肌酸激酶浓度升高患者。除以往报道的案例外，尽管超出了正常的范围，但挛缩的规模很小。这些结果很可能反映出在存在肌病或肌肉损伤的情况下，体外挛缩试验缺乏特异性。

以往似乎有一个共识，MH 易感的个体不应拒绝使用他汀类药物进行治疗。事实上，在过去的 10 年里，有众多进行 MH 检测的患者一直服用他汀类药物，没有显示出 MH 状态相关的不良临床或生化反应的证据。然而，在已知 MH 患者中开始进行他汀类药物治疗前进行肌酸激酶水平检测，并要求患者报告是否存在肌肉症状或深色尿液是明智的抉择。

（五）丁卡因

Sheu 等研究发现，在经尿道前列腺电切术中后 1 小时使用丁卡因可引起 MH 反应。已知丁卡因能抑制骨骼肌肌浆网钙释放，并具有与丹曲林相似的抑制卤代烷诱导的 MH 猪肌浆网钙释放的作用。Sheu 等所描述的事件序列可以用低钠血症来解释。

（六）亚甲基蓝

Mathew 等报道了 1 例高热症和甲状旁腺切除术后长期功能紊乱的患者，其中涉及亚甲基蓝的输注，提示了亚甲基蓝的使用 MH 在鉴别诊断中的可能性。然而，他们报道的病例特征与 5- 羟色胺综合征完全一致。目前，亚甲基蓝这种单胺氧化酶的抑制剂，被公认为和其他 5- 羟色胺能药物一致。

（七）昂丹司琼

昂丹司琼是另一种作为 MH 的触发剂的药物。一位男性患儿在 3 岁时在七氟烷麻醉期间发生了疑似 MH 反应，临床评估为儿童肌病相，脊柱侧凸，膝内翻，并有延迟运动的病史。随后的肌肉活检被解释为多微小疾病（先天性肌病），DNA 分析揭示了一种新的 p.Arg3983His *RYR1* 变体。随后，患儿在 5 岁时出现呕吐和腹痛，但无明显疾病体征。经临床检查后，患儿被给予昂丹司琼 2 mg 并出院回家。3 个小时后，患儿出现肌肉僵硬，体温为 41 ℃。患儿在返回医院的过程中，发生了心搏骤停，再次入院 15 分钟后血清钾浓度为 15.3 mmol/L，随后患儿死亡。尸检发现患者有急性支气管肺炎和肠道病毒感染。

而 Hopkins 等认为该病例中发现的 *RYR1* 变体涉及与在其他 2 种情况下发现的变体相同的氨基酸残基，这并非麻醉性 MH 样致命反应。在这些情况下，3983 位的精氨酸被半胱氨酸取代，但似乎取代了这种高度保守的精氨酸残基使患儿容易释放大量的肌质钙，即使不使用触发剂也可能导致 MH 的触发，因此该作者认为昂丹司琼亦不是 MH 的触发药物。

第 4 节　其他病因

MH 作为一种不常见的药源性疾病，是易感患者由于暴露于如地氟烷、异氟烷、七氟烷、氟烷等挥发性麻醉气体、阿洛坦和（或）去极化骨骼肌松弛剂琥珀酰胆碱而导致的骨骼肌高代谢。而非药物遗传的触发因素中，如高温和剧烈运动则很少可以诱发 MH。MH 的发生率在 1 :（50 000 ～ 100 000）～ 1 : 5000，15 岁以下的儿童占发生案例的一半以上（52%），男性发生 MH 的风险比女性高得多（2 ∶ 1）。运动、中暑等可能导致 MH。Laitano 等对相关文献进行了回顾，对劳力性热射病和 MH 之间可能存在重叠的发病机制进行了研究，认为可能存在类似的发病机制。

参考文献

[1] KRAUSE T，GERBERSHAGEN M U，FIEGE M，et al. Dantrolene-a review of its pharmacology，therapeutic use and new developments[J]. Anaesthesia，2004，59（4）：364-373.

[2] IBARRA MORENO C A，HU S，KRAEVA N，et al. An assessment of penetrance and clinical expression of malignant hyperthermia in individuals carrying diagnostic ryanodine receptor 1 gene mutations[J]. Anesthesiology，2019，131（5）：983-991.

[3] GIRARD T，LITMAN R S. Molecular genetic testing to diagnose malignant hyperthermia susceptibility[J]. Journal of Clinical Anesthesia，2008，20（3）：161-163.

[4] RAMASAMY S，LEE C Y，NABIL S，et al. Malignant hyperthermia in a cleft lip and palate patient：a case report[J]. Journal of Oral and Maxillofacial Surgery，Medicine，and Pathology，2015，27（4）：533-535.

[5] URWYLER A，HALSALL P J，MUELLER C，et al. Ryanodine receptor gene（*RYR1*）mutations for diagnosing susceptibility to malignant hyperthermia[J]. Acta Anaesthesiologica Scandinavica，2003，47（4）：492；author reply 493.

[6] LANNER J T，GEORGIOU D K，JOSHI A D，et al. Ryanodine receptors：Structure，expression，molecular details，and function in calcium release[J]. Cold Spring Harbor Perspectives in Biology，2010，2（11）：a003996.

[7] STRAZIS K P，FOX A W. Malignant hyperthermia：a review of published cases[J]. Anesthesia and Analgesia，1993，77（2）：297-304.

[8] STEPHENS J，SCHIEMANN A H，ROESL C，et al. Functional analysis of *RYR1* variants linked to malignant hyperthermia[J]. Temperature（Austin，Tex），2016，3（2）：328-339.

[9] GOMEZ A C，HOLFORD T W，YAMAGUCHI N. Malignant hyperthermia-associated mutations in the s2-s3 cytoplasmic loop of type 1 ryanodine receptor calcium channel impair calcium-dependent inactivation[J]. American Journal of Physiology Cell Physiology，2016，311（5）：C749-C757.

[10] VOERMANS N C，SNOECK M，JUNGBLUTH H. *RYR1*-related rhabdomyolysis：a common but probably underdiagnosed manifestation of skeletal muscle ryanodine receptor dysfunction[J]. Revue Neurologique，2016，172（10）：546-558.

[11] CARPENTER D，RINGROSE C，LEO V，et al. The role of cacnals in

predisposition to malignant hyperthermia[J]. BMC Medical Genetics，2009，10：104.

[12] PROTASI F，PAOLINI C，DAINESE M. Calsequestrin-1：a new candidate gene for malignant hyperthermia and exertional/environmental heat stroke[J]. The Journal of Physiology，2009，587（Pt 13）：3095-3100.

[13] STAMM D S，AYLSWORTH A S，STAJICH J M，et al. Native american myopathy：Congenital myopathy with cleft palate，skeletal anomalies，and susceptibility to malignant hyperthermia[J]. American Journal of Medical Genetics Part A，2008，146A（14）：1832-1841.

[14] NELSON B R，WU F，LIU Y，et al. Skeletal muscle-specific t-tubule protein stac3 mediates voltage-induced Ca^{2+} release and contractility[J]. Proceedings of the National Academy of Sciences of the United States of America，2013，110（29）：11881-11886.

[15] BJORKSTEN A R，GILLIES R L，HOCKEY B M，et al. Sequencing of genes involved in the movement of calcium across human skeletal muscle sarcoplasmic reticulum：continuing the search for genes associated with malignant hyperthermia[J]. Anaesthesia and Intensive Care，2016，44（6）：762-768.

[16] BAMAGA A K，RIAZI S，AMBURGEY K，et al. Neuromuscular conditions associated with malignant hyperthermia in paediatric patients：a 25-year retrospective study[J]. Neuromuscular Disorders，2016，26（3）：201-206.

[17] ROBINSON R L，BROOKS C，BROWN S L，et al. *RYR1* mutations causing central core disease are associated with more severe malignant hyperthermia in vitro contracture test phenotypes[J]. Human Mutation，2002，20（2）：88-97.

[18] LARACH M G，GRONERT G A，ALLEN G C，et al. Clinical presentation，treatment，and complications of malignant hyperthermia in north america from 1987 to 2006[J]. Anesthesia and Analgesia，2010，110（2）：498-507.

[19] HALLIDAY N J. Malignant hyperthermia[J]. The Journal of Craniofacial Surgery，2003，14（5）：800-802.

[20] RIAZI S，LARACH M G，HU C，et al. Malignant hyperthermia in canada：characteristics of index anesthetics in 129 malignant hyperthermia susceptible

probands[J]. Anesthesia and Analgesia，2014，118（2）：381-387.

[21] BERGMAN J A. Idiopathic malignant hyperthermia. Review and report of a case[J]. Archives of Ophthalmology，1975，93（3）：232-234.

[22] LIPS F J，NEWLAND M，DUTTON G. Malignant hyperthermia triggered by cyclopropane during cesarean section[J]. Anesthesiology，1982，56（2）：144-146.

[23] HALL L W，TRIM C M，WOOLF N. Further studies of porcine malignant hyperthermia[J]. British Medical Journal，1972，2（5806）：145-148.

[24] MCGRATH C J，REMPEL W E，JESSEN C R，et al. Malignant hyperthermia-triggering liability of selected inhalant anesthetics in swine[J]. American Journal of Veterinary Research，1981，42（4）：604-607.

[25] CAROPRESO P R，GITTLEMAN M A，REILLY D J，et al. Malignant hyperthermia associated with enflurane anesthesia[J]. Archives of Surgery，1975，110（12）：1491-1493.

[26] PAN T H，WOLLACK A R，DEMARCO J A. Malignant hyperthermia associated with enflurane anesthesia：a case report[J]. Anesthesia and Analgesia，1975，54（1）：47-49.

[27] JOSEPH M M，SHAH K，VILJOEN J F. Malignant hyperthermia associated with isoflurane anesthesia[J]. Anesthesia and Analgesia，1982，61（8）：711-712.

[28] JENSEN A G，BACH V，WERNER M U，et al. A fatal case of malignant hyperthermia following isoflurane anaesthesia[J]. Acta Anaesthesiologica Scandinavica，1986，30（4）：293-294.

[29] OTSUKA H，KOMURA Y，MAYUMI T，et al. Malignant hyperthermia during sevoflurane anesthesia in a child with central core disease[J]. Anesthesiology，1991，75（4）：699-701.

[30] OCHIAI R，TOYODA Y，NISHIO I，et al. Possible association of malignant hyperthermia with sevoflurane anesthesia[J]. Anesthesia and Analgesia，1992，74（4）：616-618.

[31] FU E S，SCHARF J E，MANGAR D，et al. Malignant hyperthermia involving

the administration of desflurane[J]. Canadian Journal of Anaesthesia, 1996, 43 (7): 687-690.

[32] MICHALEK-SAUBERER A, FRICKER R, GRADWOHL I, et al. A case of suspected malignant hyperthermia during desflurane administration[J]. Anesthesia and Analgesia, 1997, 85 (2): 461-462.

[33] REED S B, STROBEL G E, J R. An in-vitro model of malignant hyperthermia: differential effects of inhalation anesthetics on caffeine-induced muscle contractures[J]. Anesthesiology, 1978, 48 (4): 254-259.

[34] BRITT B A, ENDRENYI L, FRODIS W, et al. Comparison of effects of several inhalation anaesthetics on caffeine-induced contractures of normal and malignant hyperthermic skeletal muscle[J]. Canadian Anaesthetists' Society Journal, 1980, 27 (1): 12-15.

[35] ELLIS F R, HALSALL P J, HOPKINS P M. Is the "k-type" caffeine-halothane responder susceptible to malignant hyperthermia? [J]. British Journal of Anaesthesia, 1992, 69 (5): 468-470.

[36] CARPENTER D, ROBINSON R L, QUINNELL R J, et al. Genetic variation in *RYR1* and malignant hyperthermia phenotypes[J]. British Journal of Anaesthesia, 2009, 103 (4): 538-548.

[37] HOENEMANN C W, HALENE-HOLTGRAEVE T B, BOOKE M, et al. Delayed onset of malignant hyperthermia in desflurane anesthesia[J]. Anesthesia and Analgesia, 2003, 96 (1): 165-167, table of contents.

[38] The European Malignant Hyperpyrexia Group. A protocol for the investigation of malignant hyperpyrexia (MH) susceptibility. The European Malignant Hyperpyrexia Group[J]. British Journal of Anaesthesia, 1984, 56 (11): 1267-1269.

[39] CLAXTON B A, CROSS M H, HOPKINS P M. No response to trigger agents in a malignant hyperthermia-susceptible patient[J]. British Journal of Anaesthesia, 2002, 88 (6): 870-873.

[40] DOUGLAS M J, MCMORLAND G H. The anaesthetic management of the malignant hyperthermia susceptible parturient[J]. Canadian Anaesthetists' Society Journal, 1986, 33 (3 Pt 1): 371-378.

[41] SCHÖNELL L H，SIMS C，BULSARA M. Preparing a new generation anaesthetic machine for patients susceptible to malignant hyperthermia[J]. Anaesthesia and Intensive Care，2003，31（1）：58-62.

[42] PETROZ G C，LERMAN J. Preparation of the siemens kion anesthetic machine for patients susceptible to malignant hyperthermia[J]. Anesthesiology，2002，96（4）：941-946.

[43] HOERAUF K，FUNK W，HARTH M，et al. Occupational exposure to sevoflurane，halothane and nitrous oxide during paediatric anaesthesia. Waste gas exposure during paediatric anaesthesia[J]. Anaesthesia，1997，52（3）：215-219.

[44] KIM T W，NEMERGUT M E. Preparation of modern anesthesia workstations for malignant hyperthermia-susceptible patients：a review of past and present practice[J]. Anesthesiology，2011，114（1）：205-212.

[45] GLAHN K P，ELLIS F R，HALSALL P J，et al. Recognizing and managing a malignant hyperthermia crisis：Guidelines from the european malignant hyperthermia group[J]. British Journal of Anaesthesia，2010，105（4）：417-420.

[46] REBER A，SCHUMACHER P，URWYLER A. Effects of three different types of management on the elimination kinetics of volatile anaesthetics. Implications for malignant hyperthermia treatment[J]. Anaesthesia，1993，48（10）：862-865.

[47] HOPKINS P M. Malignant hyperthermia：pharmacology of triggering[J]. British Journal of Anaesthesia，2011，107（1）：48-56.

[48] GONSALVES S G，DIRKSEN R T，SANGKUHL K，et al. Clinical Pharmacogenetics Implementation Consortium（CPIC）guideline for the use of potent volatile anesthetic agents and succinylcholine in the context of RYR1 or CACNA1S genotypes[J]. Clinical Pharmacology and Therapeutics，2019，105（6）：1338-1344.

[49] APPIAH-ANKAM J. Pharmacology of neuromuscular blocking drugs[J]. Continuing Education in Anaesthesia，Critical Care & Pain，2004，4（1）：29-30.

[50] JONSSON FAGERLUND M, DABROWSKI M, ERIKSSON L I. Pharmacological characteristics of the inhibition of nondepolarizing neuromuscular blocking agents at human adult muscle nicotinic acetylcholine receptor[J]. Anesthesiology, 2009, 110（6）: 1244-1252.

[51] ALBUQUERQUE E X, PEREIRA E F, ALKONDON M, et al. Mammalian nicotinic acetylcholine receptors: From structure to function[J]. Physiological Reviews, 2009, 89（1）: 73-120.

[52] SCHAAF C P. Nicotinic acetylcholine receptors in human genetic disease[J]. Genetics in Medicine: Official Journal of the American College of Medical Genetics, 2014, 16（9）: 649-656.

[53] STOWELL K M. Malignant hyperthermia: a pharmacogenetic disorder[J]. Pharmacogenomics, 2008, 9（11）: 1657-1672.

[54] KLINGLER W, HEIDERICH S, GIRARD T, et al. Functional and genetic characterization of clinical malignant hyperthermia crises: a multi-centre study[J]. Orphanet Journal of Rare Diseases, 2014, 9: 8.

[55] DEXTER F, EPSTEIN R H, WACHTEL R E, et al. Estimate of the relative risk of succinylcholine for triggering malignant hyperthermia[J]. Anesthesia and Analgesia, 2013, 116（1）: 118-122.

[56] ANTOGNINI J F. Creatine kinase alterations after acute malignant hyperthermia episodes and common surgical procedures[J]. Anesthesia and Analgesia, 1995, 81（5）: 1039-1042.

[57] SHEIKH M M, RIAZ A, UMAIR H M, et al. Succinylcholine-induced masseter muscle rigidity successfully managed with propofol and laryngeal mask airway: a case report and brief review[J]. Cureus, 2020, 12（7）: e9376.

[58] DENBOROUGH M A, FORSTER J F, LOVELL R R, et al. Anaesthetic deaths in a family[J]. British Journal of Anaesthesia, 1962, 34: 395-396.

[59] BRITT B A, KALOW W. Malignant hyperthermia: a statistical review[J]. Canadian Anaesthetists' Society Journal, 1970, 17（4）: 293-315.

[60] ELLIS F R, KEANEY N P, HARRIMAN D G, et al. Screening for malignant hyperpyrexia[J]. British Medical Journal, 1972, 3（5826）: 559-561.

[61] HARRISON G G. Anaesthetic-induced malignant hyperpyrexia: a suggested

method of treatment[J]. British Medical Journal，1971，3（5772）：454-456.

[62] IAIZZO P A，WEDEL D J. Response to succinylcholine in porcine malignant hyperthermia[J]. Anesthesia and Analgesia，1994，79（1）：143-151.

[63] SIGG D C，IAIZZO P A. Malignant hyperthermia phenotype：Hypotension induced by succinylcholine in susceptible swine[J]. Anesthesiology，2000，92（6）：1777-1788.

[64] LARACH M G，KLUMPNER T T，BRANDOM B W，et al. Succinylcholine use and dantrolene availability for malignant hyperthermia treatment：database analyses and systematic review[J]. Anesthesiology，2019，130（1）：41-54.

[65] CHRISTIAN A S，ELLIS F R，HALSALL P J. Is there a relationship between masseteric muscle spasm and malignant hyperpyrexia ？ [J]. British Journal of Anaesthesia，1989，62（5）：540-544.

[66] ELLIS F R，HALSALL P J，CHRISTIAN A S. Clinical presentation of suspected malignant hyperthermia during anaesthesia in 402 probands[J]. Anaesthesia，1990，45（10）：838-841.

[67] LAURENCE A S，VANNER G K，COLLINS W，et al. Serum and urinary myoglobin following an aborted malignant hyperthermia reaction[J]. Anaesthesia，1996，51（10）：958-961.

[68] LARACH M G，LOCALIO A R，ALLEN G C，et al. A clinical grading scale to predict malignant hyperthermia susceptibility[J]. Anesthesiology，1994，80（4）：771-779.

[69] O' FLYNN R P，SHUTACK J G，ROSENBERG H，et al. Masseter muscle rigidity and malignant hyperthermia susceptibility in pediatric patients. An update on management and diagnosis[J]. Anesthesiology，1994，80（6）：1228-1233.

[70] HOPKINS P M. Anaesthesia and the sex-linked dystrophies：Between a rock and a hard place[J]. British Journal of Anaesthesia，2010，104（4）：397-400.

[71] HOPKINS P M. Use of suxamethonium in children[J]. British Journal of Anaesthesia，1995，75（6）：675-677.

[72] ROBINSON R L，ANETSEDER M J，BRANCADORO V，et al. Recent advances in the diagnosis of malignant hyperthermia susceptibility：how confident can we be of genetic testing ？ [J]. European Journal of Human

Genetics，2003，11（4）：342-348.

[73] POLLOCK A N，LANGTON E E，COUCHMAN K，et al. Suspected malignant hyperthermia reactions in new zealand[J]. Anaesthesia and Intensive Care，2002，30（4）：453-461.

[74] ROSENBERG H，POLLOCK N，SCHIEMANN A，et al. Malignant hyperthermia：a review[J]. Orphanet Journal of Rare Diseases，2015，10：93.

[75] RIAZI S，KRAEVA N，HOPKINS P M. Malignant hyperthermia in the post-genomics era：new perspectives on an old concept[J]. Anesthesiology，2018，128（1）：168-180.

[76] GERBERSHAGEN M U，WAPPLER F，FIEGE M，et al. Effects of a $5HT_2$ receptor agonist on anaesthetized pigs susceptible to malignant hyperthermia[J]. British Journal of Anaesthesia，2003，91（2）：281-284.

[77] HOPKINS P M. Malignant hyperthermia：advances in clinical management and diagnosis[J]. British Journal of Anaesthesia，2000，85（1）：118-128.

[78] FIEGE M，WAPPLER F，WEISSHORN R，et al. In vitro and in vivo effects of the phosphodiesterase-Ⅲ inhibitor enoximone on malignant hyperthermia-susceptible swine[J]. Anesthesiology，2003，98（4）：944-949.

[79] FIEGE M，WAPPLER F，WEISSHORN R，et al. Phosphodiesterase-Ⅲ-inhibition with amrinone leads to contracture development in skeletal muscle preparations of malignant hyperthermia susceptible swine[J]. European Journal of Anaesthesiology，2005，22（4）：283-288.

[80] RIESS F C，FIEGE M，MOSHAR S，et al. Rhabdomyolysis following cardiopulmonary bypass and treatment with enoximone in a patient susceptible to malignant hyperthermia[J]. Anesthesiology，2001，94（2）：355-357.

[81] KRIVOSIC-HORBER R，DÉPRET T，WAGNER J M，et al. Malignant hyperthermia susceptibility revealed by increased serum creatine kinase concentrations during statin treatment[J]. European Journal of Anaesthesiology，2004，21（7）：572-574.

[82] GUIS S，BENDAHAN D，KOZAK-RIBBENS G，et al. Rhabdomyolysis and myalgia associated with anticholesterolemic treatment as potential signs of malignant hyperthermia susceptibility[J]. Arthritis and Rheumatism，2003，

49（2）：237-238.

[83] GUIS S，FIGARELLA-BRANGER D，MATTEI J P，et al. In vivo and in vitro characterization of skeletal muscle metabolism in patients with statin-induced adverse effects[J]. Arthritis and Rheumatism，2006，55（4）：551-557.

[84] HOPKINS P M，ELLIS F R，HALSALL P J. Comparison of in vitro contracture testing with ryanodine，halothane and caffeine in malignant hyperthermia and other neuromuscular disorders[J]. British Journal of Anaesthesia，1993，70（4）：397-401.

[85] SHEU C C，TSAI J R，HUNG J Y. Possible malignant hyperthermia during spinal anaesthesia with tetracaine[J]. Anaesthesia，2007，62（2）：200-201.

[86] ENDO M. Calcium-induced calcium release in skeletal muscle[J]. Physiological Reviews，2009，89（4）：1153-1176.

[87] OHNISHI S T. Effects of halothane，caffeine，dantrolene and tetracaine on the calcium permeability of skeletal sarcoplasmic reticulum of malignant hyperthermic pigs[J]. Biochimica Et Biophysica Acta，1987，897（2）：261-268.

[88] MATHEW S，LINHARTOVA L，RAGHURAMAN G. Hyperpyrexia and prolonged postoperative disorientation following methylene blue infusion during parathyroidectomy[J]. Anaesthesia，2006，61（6）：580-583.

[89] GILLMAN P K. CNS toxicity involving methylene blue：the exemplar for understanding and predicting drug interactions that precipitate serotonin toxicity[J]. Journal of Psychopharmacology，2011，25（3）：429-436.

[90] GENER B，BURNS J M，GRIFFIN S，et al. Administration of ondansetron is associated with lethal outcome[J]. Pediatrics，2010，125（6）：e1514-1517.

[91] ROSENBERG H，DAVIS M，JAMES D，et al. Malignant hyperthermia[J]. Orphanet Journal of Rare Diseases，2007，2：21.

[92] LAITANO O，MURRAY K O，LEON L R. Overlapping mechanisms of exertional heat stroke and malignant hyperthermia：Evidence vs. Conjecture[J]. Sports Medicine，2020，50（9）：1581-1592.

第 6 章

恶性高热的危险因素

第 1 节　吸入性麻醉剂

吸入麻醉剂是触发 MH 的主要因素。从最早使用的氟烷，到后来陆续出现的甲氧氟烷、恩氟烷、地氟烷和现在使用比较普遍的异氟烷、七氟烷等，都相继被发现与触发 MH 反应有关。其中，氟烷是早期触发 MH 反应的主要吸入麻醉剂，近来研究表明七氟烷是现今最主要的触发药物，而地氟烷引发的 MH 的报道则是最少的。但仍有研究指出在触发 MH 的时间上，氟烷、地氟烷并无差异，这说明地氟烷仍有相同的触发 MH 的能力。如果使用前述的时间段作为计量 MH 反应严重性的一个指标，就能通过测量这个时间段的长短来评价不同吸入麻醉剂作为 MH 触发药的作用能力大小。

一、七氟烷

欧洲恶性高热小组和北美恶性高热登记处已经开发出用于人体骨骼肌 MH 挛缩测试的试验，分别是体外挛缩测试（IVCT）和咖啡因 – 氟烷挛缩测试（CHCT）。MH 有相当大的遗传异质性。已确定 6 个与 MH 相关的遗传基因座（*MHS1*，OMIM # 180901；*MHS2*，OMIM # 154275；*MHS3*，OMIM # 154276；*MHS4*，OMIM # 600467；*MHS5*，OMIM # 601887；*MHS6*，OMIM # 6018886）。大约 70% 受 MH 影响的家庭与 *MHS1* 基因座相关，编码骨骼肌肌浆网钙释放通道的 *RYR1* 基因定位在该基因中。丹曲林是一种 RYR1 拮抗剂，可阻止钙从肌质网中释放出来，并且是唯一可用于治疗 MH 的特异性药物。挥发性吸入麻醉剂七氟烷能增加正常和 MHS 肌肉中骨骼肌肌浆网（SR）的钙释放，但其对 MHS 肌肉的影响更大，会导致细胞钙超载、细胞钙控制丧失，并最终导致代谢失代偿。剧烈的 MH 发作是由肌质钙快速、持续增加引起的，在异氟烷麻醉中已反复出现这种现象。由于已知七氟烷与等摩尔浓度的氟烷相比，对正常骨骼肌 SR 释放钙的影响较小，并且在患者的 *RYR1* 或 *DHPR* 基因中未发现突变，因此在这种情况下观察到快速 MH 发作似乎很不正常。由于我们不知道哪些基因与这次 MH 危机有关，因此无法推测出七氟烷为什么会产生如此快速的作用。但是，环境因素帮助了七氟烷成为如此有效的触发因素。尽管环境因素可能仅起到削弱肌肉的作用，但睾丸激素和 Ripped Fuel 具有实际的钙释放作用。睾丸激素对骨骼肌产生基因组和非基因组作用，基因组效应涉及与介导基因表达的细胞内雄激素受体的相互作用，而非基因组效应的特征在于快速的第二信使机制，由此增加了钙通过 1，4，5- 三磷酸肌醇（IP 3）从 SR 释放，进而由肌管中的磷脂酶 C 激活。然而，没有证据表明睾丸激素刺激 MHS 肌肉中的 IP 3 受体会诱导 MH，其与 MH 触发剂联合使用时，我们也不知道它如何增强肌质钙水平。但有证据表明七氟烷通过 IP 3 机制从胆碱能细胞系（SN56）诱导钙释放，也有证据表明 MHS 患者的骨骼肌中 IP 3 水平高于普通患者。这些数据表明，IP 3 机制可能在 MHS 肌肉中与七氟烷相关的睾丸激素介导的钙释放增加中发挥作用。在挥发性麻醉剂和琥珀酰胆碱类药物的作用下，机体细胞膜稳态受到干扰，Ca^{2+}调节发生障碍，骨骼肌压力提升。正常肌肉组织通常可以抵抗这种压力，但 MH 易感者在这种情况下会出现 Ca^{2+}早释放，进而诱发 Ca^{2+}逃逸，导致肌浆中堆积大量的 Ca^{2+}而产生过多的乳酸、CO_2、磷酸盐和热量，最终发生代谢性酸中毒、高碳酸血症、高磷酸血症和高热。随着 Ca^{2+}的持续释放，肌红蛋白和肌球蛋白的活动会受到抑制，ATP 的产生会减少，进而细胞的离子转运系统失活，血清中的 K^+、Mg^{2+}、磷酸盐的浓度随之提升。挥发性麻醉剂的作用机制尚未完全了解。内部储存物中的钙释放可能会改变影响神经传递的信号传导途径。细胞内钙浓度调节异常、恶性体温过高是该综合征的标志，表明这些药物可能是与参与 Ca^{2+} 释放的蛋白质相互作用的信号。挥发性麻醉剂会增加海马、脑皮质、培养的小鼠胚胎皮质神经元和背根神经节神经元中的 Ca^{2+} 浓度。氟烷和异氟烷在转化的大鼠垂体细胞系（GH 3）中也被观察到了相同的作用。Ca^{2+} 的增加是由于钙从细胞内储存物中释放出来，而不是由于 Ca^{2+} 流入细胞外空间中。

在人的肌肉中，氟烷诱导正常纤维（缓慢、弥漫、局部）Ca^{2+} 释放。七氟烷引起的 Ca^{2+} 释放的特征为：在麻醉剂作用下，Ca^{2+} 先是缓慢增加，随后是更快的释放阶段，该阶段通常循环重复，导致维持 Ca^{2+} 增加。此前应用共聚焦显微镜的实验表明，这种 Ca^{2+} 释放通过再生 Ca^{2+} 诱导的 Ca^{2+} 释放（CICR）介导的 Ca^{2+} 波传播的形式完成。

在正常的静息肌中，胞质 Mg^{2+} 对 RYR1 发挥有效的抑制作用，从而阻止再生 CICR，并降低对药理诱发剂的敏感性。关于分离的 RYR1 和 SR 囊泡的实验提供了有效的证据，表明人和猪的 MH 都与胞质 Mg^{2+} 对 RYR1 的抑制作用降低有关。如果使用 MH 触发剂诱导 MHS 患者的全身麻醉，则患者的肌肉骨骼系统可能会发生细胞反应，导致骨骼肌收缩并保持收缩而不松弛。此时，MH 患者骨骼肌细胞中的钙离子水平会增加，直到它们激活急性细胞分解代谢过程，然后逐步分解（图 6-1）。

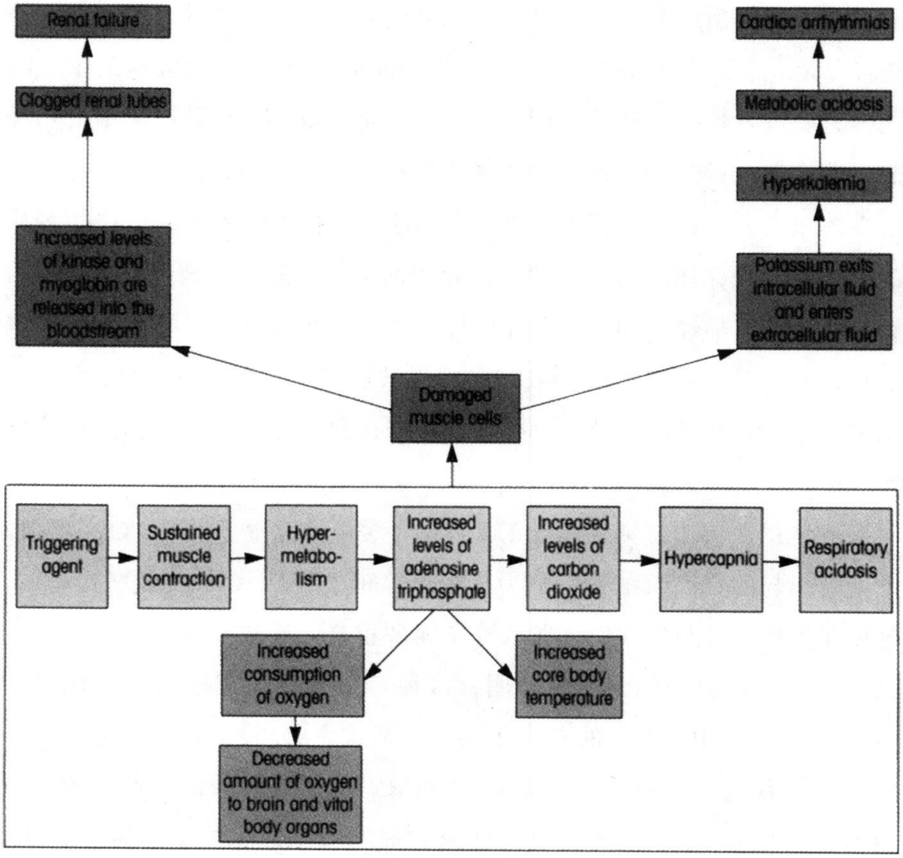

图 6-1　MH 患者骨骼肌细胞损伤的过程

二、异氟烷

常见的吸入麻醉剂异氟烷已经被报道与胱天蛋白酶 -3 的激活和细胞中钙通道的损害相关。最近的研究表明，异氟烷可能会通过破坏细胞内钙稳态而导致细胞死亡。内质网（endoplasmic reticulum，ER）是细胞内钙的主要来源并有维持细胞内钙稳态的重要作用，如蛋白质合成、细胞存活和胱天蛋白酶活化。Ca^{2+} 在 ER 的释放通道有 2 种类型：1，4，5- 三磷酸肌醇受体（IP 3R）和 RYR。已显示异氟烷通过激活 IP 3R 诱导凋亡，然而，异氟烷对 ER 的影响仍在很大程度上尚待确定。具体而言，尚不清楚异氟烷是否会诱导与 RYR 相关的 ER 应激。异氟烷可通过作用于原发神经元中的 RYR 来引起 ER 应激（增强 CHOP 水平并诱导 Caspase-12 活化）。异氟烷诱导的 ER 应激可能先于异氟烷诱导的 Caspase-3 活化。RYR 拮抗剂丹曲林减弱了异氟烷诱导的 ER 应激和 Caspase-3 的活化。这些数据表明，ER 应激可能是异氟烷引起 Caspase-3 活化的上游机制之一。最后，减轻 RYR 相关的 ER 应激可能是治疗麻醉神经毒性的潜在目标，并且需要更多的研究来确定麻醉剂的神经毒性。MH 最常涉及 *RYR1* 基因的突变，该基因编码主要位于骨骼肌的兰尼定受体蛋白，心肌细胞和血管平滑肌也已显示出 *RYR1*。尽管 *RYR2* 亚型在心肌细胞中最为主要，*RYR2* 的突变与 2 型心律失常相关，而与 MH 无关。肌细胞的肌质网中存在着兰尼定受体介导的兴奋 – 收缩偶联。当动作电位在肌细胞中产生时，它通过 T 小管到达肌浆网，在骨骼肌中，通过将兰尼定受体与骨骼肌的二氢吡啶受体偶联，或 CICR 来实现肌细胞中钙的释放。MH 致病性突变导致钙从肌质网释放的增加，细胞内钙超载，造成钙与肌丝的结合增加，导致骨骼肌收缩失调。这种收缩状态导致骨骼肌僵化，并最终导致骨骼肌细胞分解。在这种情况下，刚性会导致新陈代谢，导致体温随时间升高。心肌细胞的分解可导致血清肌酸激酶水平升高、肌红蛋白尿（可能导致肾衰竭）和高钾血症。钙是糖原代谢为乳酸和线粒体中有氧呼吸的辅助因子，因此钙的这种异常高水平导致细胞中和随后的血浆中氢离子和 CO_2 负荷的增加。这种级联导致了在 MH 发作时出现的一系列症状，如酸中毒、僵硬、高碳酸血症和高热。

三、地氟烷

地氟烷目前广泛用于临床，具有极强的抗降解和生物转化性，但其刺激性气味和刺激呼吸道的特点使其不适合吸入诱导，并且其与一氧化碳的产生有关。地氟烷诱发的交感神经系统激活限制了其在心脏病患者中的使用。否则，其血流动力学和生理效应与异氟烷相似。地氟烷的血/气分配系数在现有的吸入麻醉剂中最小，这是地氟烷的一个突出的优点。地氟烷的麻醉诱导和苏醒均很迅速，可精确地控制肺泡浓度，快速调节麻醉深度，早期和后期的恢复均较快。地氟烷有显著的肌松作用，可以引起剂量相关性神经–肌肉传递减少。神经肌肉阻滞作用较其他的氟化烷类吸入麻醉剂强，能为各种操作提供满意的肌松效果。正因为地氟烷有着较强的肌松作用，所以地氟烷能够导致EC偶联失调和钙持续释放到细胞质中。初期，这会增加对ATP螯合钙的代谢需求，从而导致CO_2产生和O_2消耗增加。CO_2的上升会刺激交感神经系统从而导致心率反应性升高。而后，随着钙释放的进行，螯合能力被超过，胞质钙的积累足以激活肌丝并引起肌肉收缩。在反应的这一阶段，热量产生加速，并且逐渐形成持久的肌肉僵硬，以ATP形式增加的能量消耗也是如此。在骨骼肌的兴奋–收缩耦合中，运动神经刺激产生动作电位，通过神经元向下传递至神经肌肉接头，这刺激了骨骼肌中的肌质网将钙释放到肌肉细胞中。钙一旦进入肌肉细胞内，就会与肌钙蛋白结合，从而使肌动蛋白和肌球蛋白结合，导致肌肉收缩。兰尼定受体位于肌浆网中，负责兴奋–收缩偶联过程中钙的释放。RYR1受体主要存在于骨骼肌中。当对运动神经的刺激停止时，就会出现肌肉松弛，进一步导致心血管系统问题，如心脏衰竭、DIC等。

四、恩氟烷

恩氟烷是一种氟化的挥发性麻醉剂，在呼出空气中几乎没有变化。吸入的恩氟烷中约有10%通过混合功能氧化酶在肝脏中进行氧化代谢。恩氟烷产生的临床分级量表最高，与氟烷、异氟烷和七氟烷相比差异很大，并可能因对MH危机的不同处理方式（如丹曲林施用的迅速性）而产生偏差。多数MH危机是由氟烷引发的，可能受到氟烷的使用时间最长的影响。另外，接受氟烷的患者比接受其他挥发性麻醉剂的患者年轻得多。在这一点上，患者的年龄可以被认为是令人困惑的变量，即使临床分级量表在各个年龄段之间没有差异。结果，大量的氟烷案例可能无法就其相对触发效力得出任何结论。不过，在大鼠肌肉中，氟烷比恩氟烷更可能引起 RYR1 介导的 Ca^{2+} 释放。在文献中，氟烷被几乎被认为是最有效的 MH 触发剂。尽管如此，Allen 等利用临床症状的发作时间分析北美恶性高热登记处的 365 个未经证实的 MH 危机时，没有在氟烷和氟苯醚之间发现显著差异。同样，霍普金斯在 IVCT 阳性的 75 例病例中，也没有在氟烷和异氟烷之间发现显著差异。此外，其他挥发性麻醉剂的相对触发效力也没有显著差异。恩氟烷导致不受控制的肌质 Ca^{2+} 释放是 MH 的关键，最突出的胞质 Ca^{2+} 升高是由 RYR1 介导的储存的肌浆 Ca^{2+} 释放所致。挥发性麻醉剂通过 RYR1 刺激 Ca^{2+} 释放时，琥珀酰胆碱通过激活非特异性阳离子通道 nAChR 间接起作用，导致连续局部去极化。去极化可触发传播的动作电位，并将进一步激活二氢吡啶受体（DHPR，CaV1.1），导致 2 个 Ca^{2+} 的门控通过 RYR1 和来自细胞外空间的 L 型 Ca^{2+} 电流从 SR 中释放出来，进而导致威胁生命的代谢危机，如低氧血症、高碳酸血症、心动过速、肌肉僵硬、酸中毒、高钾血症和体温过高。

第 2 节　去极化肌松药——琥珀酰胆碱

自第一例氟烷触发的 MH 被发现后，Britt 和 Kalow 等逐渐发现，使用琥珀酰胆碱时患者有特征性的咬肌强直（masseter muscle rigidity，MMR）表现，并且往往有很高的死亡率。随后，Ellis 等的研究证实琥珀酰胆碱也是 MH 的触发药物，他们对一些 MHS 家庭行体外肌肉收缩试验发现，在琥珀酰胆碱与氟烷共同作用下的肌肉组织可发生收缩，而氟烷单独作用则没有类似反应。但是，他们也没有发现在琥珀酰胆碱单独作用下的肌肉收缩发生。另外，有研究发现 MH 易感的猪在琥珀酰胆碱作用下发生了 MH 样的肌肉僵硬，但在提前注射筒箭毒碱的情况下则不会发生类似反应，推测这可能是继发于肌肉震颤，而非真正的 MH 反应。另外，部分研究也没有发现琥珀酰胆碱单独使用时有明确的触发 MH 的作用。而另有研究发现，琥珀酰胆碱触发的 MH 反应多有不同的表现形式，并且常不如吸入麻醉剂触发的那样典型而持久，因此常常可能被忽视。在临床上，在琥珀酰胆碱使用后可能出现 MMR 或仅有下颌紧张时，往往通过肌肉收缩试验阳性来确定 MH 的发生，但在可查证的病例中单独由琥珀酰胆碱引发的 MH 反应是比较罕见的。对北美 284 例 MH 的报道中，仅有不到 2 例（0.7%）的病例为琥珀酰胆碱单独触发。另外，也有对近 10 年 129 名 MH 患者的调查显示，在单独使用琥珀酰胆碱、单独使用挥发性吸入麻醉剂或二者联合使用时，发生 MH 的概率并无显著差异，其中单独由琥珀酰胆碱引发 MH 的发生率也较其他同类研究更高（15.5%）。虽然对琥珀酰胆碱能否独自触发 MH 的问题仍有争议，但大部分研究仍表示，琥珀酰胆碱联合吸入麻醉剂使用时往往比吸入麻醉剂单独使用时发生更强烈的 MH 反应。Antognini 等发现与单独使用吸入麻醉剂相比，琥珀酰胆碱联合吸入麻醉剂使用时发生的 MH 反应中 CK 增高的水平是前者的 6 ～ 10 倍。同时，有研究证实联合使用能更快地触发 MH 反应。

琥珀酰胆碱触发 MH 的具体机制目前尚不十分清楚。琥珀酰胆碱能激活 nAChR，导致骨骼肌细胞膜局部去极化。去极化的肌膜产生一个短暂的动作电位，同时剩余去极化顺着肌膜纤维扩散至 T 小管，继而触发 DHPR（CaV1.1），引起胞外的 Ca^{2+} 内流。同时 CaV1.1 通过机械偶联触发 RYR1，RYR1 开放引起肌质网内 Ca^{2+} 的大量释放，导致胞质中 Ca^{2+} 急剧升高，触发 MH 反应。另外也可能是一些非特异性钙通道开启而导致 MH 反应发生。

琥珀酰胆碱通过充当可渗透 K^+、Na^+ 和 Ca^{2+} 的离子通道来激活 nAChR，从而使肌膜去极化。去极化最初会触发传播的动作电位。其余的 nAChR 介导的去极化取决于纤维的光缆特性，沿纤维轴电方向扩展一些距离。在 T 小管中，它激活 DHPR（CaV1.1），这可能导致 Ca^{2+} 从细胞外进入，引起 RYR1 开放（通过机械耦合）和 Ca^2+ 释放。琥珀酰胆碱激活了兴奋 – 收缩偶联途径，而挥发性麻醉剂穿过膜并激活 RYR1。在大鼠肌肉中，挥发性麻醉剂能够诱导 RYR1 但不能诱导琥珀酰胆碱介导的 Ca^{2+} 释放。出乎意料的是，仅由琥珀酰胆碱和挥发性麻醉剂引起的 MH 危机导致了临床分级量表差异。但当挥发性麻醉剂与琥珀酰胆碱联合使用时，MH 危机的发生速度明显加快。在没有挥发性麻醉剂的情况下，发生琥珀酰胆碱相关的临床危机这一事实并不能证明 MH 被触发，因为不能排除无法解释琥珀酰胆碱超敏反应的遗传变异或状况。

尽管如此，最近的一项研究显示，在北美超过 50% 的可疑 MH 危机中记录了琥珀酰胆碱的使用，而在所有麻醉剂记录中只有 5% ～ 10% 存在琥珀酰胆碱。尽管该研究仅研究未经证实的 MH 危机，但研究者能够证明在给予挥发性麻醉剂时使用琥珀酰胆碱会增加发生 MH 危机的风险。

第 3 节　肌病

由于相似的代谢改变和可能的基因突变，先天性肌病与 MH 有较密切的联系。有研究报道，先天性肌病患者在接受全麻过程中对 MH 触发性药物的敏感性更高。先天性肌病包括从出生时到青少年时期发生的肌肉疾病，大多都具有家族遗传性，其中一种类型为非进行性先天性肌病，如中央轴空病（central core disease，CCD）、多轴空病或微轴空病（multicore/minicore disease，MmD）、杆状体肌病等，这类疾病多数发展比较缓慢，肌肉组织检查可发现轴空、中央核、杆状体等典型的特征性变化；另一种类型为先天性肌营养不良，预后一般较差。

一、中央轴空病

Shy 和 Magee 于 1956 年首先报道了一个家族三代的 5 名患者，CCD 呈散发性，为常染色体显性遗传。出生后起病，主要表现为肢带肌和近端肌无力，早期即可见脊柱侧弯和四肢关节挛缩，肌张力低下，患儿不能站立，坐立不稳，重者常因呼吸困难和肺部感染而夭折。多数病例为非进展性，腱反射正常或减弱、消失，智能正常。血清 CK 正常，成年人可稍高，肌电图可见短时限、低电位和多相运动单位，运动传导速度正常。肌活检在还原辅酶Ⅰ－四氮唑还原酶（NADH-TR）染色时示肌纤维横切面中央有 1 个不着色的部位，中央轴空即因此而得名，轴空部位线粒体氧化酶、磷酸化酶染色不着色，糖原含量降低或缺乏，有时可见靶纤维。肌原纤维 ATP 酶活性正常或降低。电镜下示轴空区肌原纤维结构破坏，线粒体、糖原颗粒和肌管系统减少或消失，Z 盘不规则，呈水波纹状，有灶性肌丝缺失，轴空改变几乎均在Ⅰ型纤维中，多数病例缺乏Ⅱ型肌纤维，且Ⅰ型肌纤维直径明显减少。

CCD 是罕见常染色体显性遗传肌病，以缓慢、非进展性、对称性的骨骼肌肌张力减退、运动发育迟缓、CK 增加为主要临床表现。病理表现为肌纤维的中心处有单独的周边清晰的轴空样结构，并由此而得名。CCD 与 MH 为等位基因病，CCD 的突变位点被发现大多集中于 *RYR1* 上的第三热点区域，即 MHS/CCD3 区，现已证实 CCD 患者有较高的发生 MH 的可能性。

二、多轴空病或微轴空病

MmD 由 Engel 等于 1966 年首先报道。临床特征与中央轴空病一致，所不同的仅为肌活检 NADH 染色示肌纤维内出现多个轴空或微小轴空，因轴空区线粒体氧化酶活性缺乏，应用氧化酶染色技术能够清晰显示。电镜下病灶区线粒体减少甚至完全缺失，Z 盘增粗，呈水波纹状，糖原颗粒和肌管系统减少，可见肌原纤维崩解。与 CCD 相比，其轴空直径较小，纵切可见轴空延伸较短而不像 CCD 那样可延伸肌纤维全程。此外，多轴空病的轴空可出现在Ⅱ型纤维中，而 CCD 则以Ⅰ型纤维为主。值得注意的是，多轴空和微轴空可在其他疾病过程中出现，如 MH、肌营养不良、多发性肌炎、失神经性肌萎缩等，为继发性特异性病理改变，应注意鉴别。

MmD 患者出现 MH 的报道较少，且没有明确证据证明与 *RYR1* 上某一特定位点的突变有关。一个大型的 MH 报道指出，大多数 MHS 个体中有 MmD 的组织病理学特征表现，而并没有相应临床表现。尽管并没有规定对 MmD 患者使用吸入麻醉剂是绝对禁忌，但考虑到二者同为 *RYR1* 基因突变所致，在对待该类患者时仍应谨慎使用吸入麻醉剂。

三、先天性肌营养不良

先天性肌营养不良是一种 X 连锁隐性遗传病，包括出生或婴儿期出现的肌无力和肌张力低，部分可累及中枢神经系统的一类疾病。先天性肌营养不良从新生儿开始发病，表现为脊柱后突、肌张力下降，常伴发髋关节脱位、近端关节挛缩、斜颈，而远端关节表现出惊人的松弛、弹性过度增高。然而在一些严重的病例中，远端关节过度松弛也可以不存在。同时，这种关节挛缩可以进行性地发生、发展，最终影响到之前松弛的踝、腕和手指。患者的运动功能变异很大，有些患者可自由活动，而另外一些患者甚至不能独立行走。后期使患者运动功能受限的因素大多与关节挛缩有关，患者可因关节挛缩而失去原本的行走能力。患者的特征性面容为下眼睑轻度下垂、圆脸、招风耳，典型的皮肤损害为滤泡性过度角化。大量研究表明，肌营养不良的患者发生 MH 的风险更高。但有研究对肌营养不良的病例进行归纳发现，临床上先天性肌营养不良的患者与正常人相比并没有更高的 MH 发病率。但作者也发现该类患者在麻醉后往往会发生心脏并发症，其中使用吸入麻醉剂可能诱发 MH 样反应或横纹肌溶解，而使用琥珀酰胆碱则会增加出现致命高钾血症的风险。

第 4 节　他汀类药物（可能只有肌病）

他汀类药物是西方国家处方最广泛的药物，其使用预计将在全球范围内进一步增加。他汀类药物在临床上引起 MH 的案例是较为罕见的，因此关于他汀类药物诱发 MH 的机制直到现在仍未完全清楚。众所周知，他汀类药物与横纹肌溶解、肌病有关。他汀类药物与抑制肝脏药物的细胞色素 P450 酶（如氯贝丁酯、环孢素、大环内酯类抗生素和唑类抗真菌剂）联合应用，并且在高剂量给予或存在急性病毒感染、严重创伤、手术或甲状腺功能减退时，会使发生肌病的风险增加。他汀类药物引起的个体肌病发生率差异很大。已知辛伐他汀和西立伐他汀发生率最高（分别为 35.8% 和 31.9%），阿托伐他汀的发生率为 12.2%。目前尚不知道他汀类药物在已有肌肉疾病的患者中引起横纹肌溶解的可能性是否会更大，但我们知道，MH 易感的患者在他汀类药物治疗后出现明显的横纹肌溶解。对于接受了他汀类药物治疗且患有已知肌肉疾病的患者，在随访期间定期测量血清 CK 浓度似乎是审慎的做法。曾有 1 例冠状动脉搭桥术的心脏病患者长期接受阿托伐他汀治疗，在心脏手术前和肌肉活检前的血清 CK 浓度均正常，并且在围手术期的任何时间里都没有出现肌病恶化的迹象。但由于手术本身会导致 CK 升高，CK 测量会引起诊断混乱，因此术后未测量 CK 浓度。该患者肥胖，服用阿司匹林以抗血小板直到手术前一天。这些因素都与冠状动脉旁路移植术后围手术期出血风险增加有关。在这些情况下，抑肽酶通常用于降低微血管出血的风险。已知该药物过敏反应的发生率较高，其触发 MH 的潜在能力尚不清楚。尚未有其在 MHS 患者中使用的报道。

抑肽酶是一种抗纤维蛋白溶解的药物，可在任何预计会大量出血的外科手术中用于减少失血和减少输血需求。大剂量抑肽酶广泛用于成人和小儿心脏手术，尤其是在高风险的重做手术中。抑肽酶已显示可显著降低围手术期的输血需求和非心脏手术后的出血，如胸部大手术、复杂颌面部手术、原位肝移植和复杂的成人重建脊柱手术等。尽管没有文献证明抑肽酶在 MHS 患者中的使用效果，但学术界认为抑肽酶的潜在益处超过了引发 MH 的风险。此外，其触发 MH 的风险也足够小。尽管未触发患者 MH 反应，但不能得出以下结论：在容易感染的个体中，质子蛋白不会触发 MH。从这个例子可以认识到，易感人群接触触发药物并不总是会导致 MH 反应。我们还可以想到，在体外循环过程中引起的体温过低（32 ℃）阻止了 MH 反应。在易感猪中进行的动物实验表明，体温过低可以预防 MH 反应。综上所述，尽管这例患者手术过程顺利，但仍有许多潜在的问题。建议患有肌病并接受他汀类药物治疗的患者应常规测量其 CK 水平，因为此类患者有发生横纹肌溶解的风险。低体温能否作为预防 MH 反应的一种手段还需要更多的评估。

他汀类药物引起肌病的机制可以解释其作用于骨骼肌的普遍性和选择性，并说明其与中等强度运动的相互作用。他汀类药物相关的不良肌肉症状降低了他汀类药物治疗的依从性，这限制了他汀类药物降低心血管风险的有效性。他汀类药物治疗与运动之间的相互作用进一步加剧了这一问题。对服用他汀类药物患者的肌肉和应用他汀类药物治疗 4 周大鼠的肌肉对比研究表明：在骨骼肌中，他汀类药物治疗导致稳定蛋白 FK506 结合蛋白（FKBP12）与 SR 钙（Ca^{2+}）释放通道分离，该通道与促凋亡信号和依赖于活性氮物质 / 活性氧物质（RNS/ROS）的自发 SR Ca^{2+} 释放事件（Ca^{2+} 活化）相关。他汀类药物治疗对心肌细胞的活化频率无影响。尽管他汀类药物可能对骨骼肌产生有害影响，但对力的产生或 Ca^{2+} 在电刺激的肌肉纤维中的释放均无影响。用他汀类药物处理的大鼠可使用跑轮跑得更远。这项运动使 FKBP12 与 RYR1 结合正常化，从而防止了 Ca^{2+} 活化和促凋亡信号的增加。他汀类药物介导的 SR Ca^{2+} 释放的 RNS/ROS 依赖性失稳可能会在易感人群中引发骨骼肌（而非心脏）肌病。重要的是，尽管运动会增加 RNS/ROS，但它并未引起他汀类药物对骨骼肌产生有害作用。实际上，适度运动可能会使服用他汀类药物的人受益。

第 5 节　多糖类药物

多糖类药物的概念并没有统一，通常认为多糖类药物就是含大量糖结构的药物，如右旋糖苷、淀粉、纤维素、肝素等合成类药物。MH 易感患者在术中或者术后早期使用上述合成类药物也可能诱发 MH，其具体诱发过程尚不明确。可以确定的是，多糖类药物能够促进患者机体的代谢，从而促进 MH 的发生。其诱导患者机体细胞内 Ca^{2+} 的释放，游离细胞质钙的浓度将增加并从肌质网贮存物中释放出来。细胞内钙释放的快速、持续增加导致肌肉收缩力增加，临床上表现为肌肉僵硬。因此，它激活糖原分解和细胞代谢，并导致过量的热量和乳酸生成。氧化循环的激活导致高耗氧量和 CO_2 的产生，典型临床特征是心动过速、高碳酸血症、呼吸急促、体温过高、肌肉僵硬、横纹肌溶解和代谢性酸中毒。横纹肌溶解伴随肌酸激酶升高而发生，并引起高钾血症，高钾血症可导致心脏节律不齐或心脏骤停、肾衰竭。

第 6 节　其他因素

劳力性热射病（exertional heat stroke，EHS）也是触发 MH 的可能因素。在 MH 的猪和小鼠模型中，发现一些环境因素能够触发 MH 反应，如湿热的环境、运动和压力等因素可能引起肌质网内 Ca^{2+} 的加速释放。有研究表明 EHS 与 MH 间有密切联系。EHS 往往在湿热环境中的高强度运动情况下发生，主要表现为高热、头晕、意识丧失和横纹肌溶解。在 EHS 患者中接近一半都可能有 MH 易感，同时，MH 特效药丹曲林在某些情况下同样可以治疗热射病。对高温环境适应不充分是致病的主要原因。在大气温度升高（＞ 32 ℃）、湿度较大（＞ 60%）和无风的环境中，进行长时间工作或强体力劳动，又无充分防暑降温措施时，高热环境适应缺乏者易发生热射病。EHS 的易发因素包括：①环境温度过高，人体由外界环境获取热量。②人体产热增加，如从事重体力劳动、发热、甲状腺功能亢进和应用某些药物（如苯丙胺）。③散热障碍，如湿度较大、患者过度肥胖或穿透气不良的衣服等。④汗腺功能障碍，见于系统硬化病、广泛皮肤烧伤后瘢痕形成或先天性汗腺缺乏症等患者。虽然尚未有研究证实二者间的明确联系，但仍建议对于有 EHS 病史的患者常规进行 MH 的诊断性检测。

第 7 章

恶性高热的临床表现

MH 典型的临床表现为“一紧两高”，即肌肉强直、体温升高和呼吸末 CO_2 升高（表 7-1）。肌肉功能亢进可表现为咬肌或全身肌肉强直，可呈现典型的“铁板样”骨骼肌痉挛。体温可在短时间内快速上升至 42 ℃以上，呼吸末 CO_2 可达 100 mmHg 以上。循环系统早期可表现为心率增快、心律失常、血压升高、发绀等，晚期可表现为循环崩溃和心搏骤停。辅助检查可发现高血钾、酸中毒、肌红蛋白、心肌酶谱等明显改变，早期即可出现 DIC 倾向。

表 7-1　MH 的临床表现

系统或器官	临床表现
骨骼肌	咬肌痉挛、肌肉强直
体温	高热
皮肤	出汗
心血管系统	心动过速、心律失常、血流动力学不稳定
呼吸系统	高碳酸血症、缺氧、肺水肿
中枢神经系统	昏迷
肝脏	肝功能异常
肾脏	肾功能异常
血液系统	DIC

第 1 节　恶性高热的临床分型

（1）暴发型 MH：突然发生的高碳酸血症和高钾血症、快速心律失常、严重缺氧和酸中毒、体温急剧升高（每 15 分钟升高 0.5 ℃，平均每 2 小时升高 1.3 ℃)，可达 45 ～ 46 ℃。骨骼肌强直，多数患者在数小时内死于顽固性心律失常和循环衰竭。即使早期抢救成功，患者往往也会死于严重的 DIC 和继发肌红蛋白尿引起的肾功能衰竭。在发病的 24 ～ 36 小时内，上述症状可能再次发作。暴发型 MH 至少包括以下症状中的 3 种：心脏症状、酸中毒、高碳酸血症、发热、肌肉强直。该类型占恶性高热反应的 22%（17/79)，病死率为 18%。

（2）咬肌痉挛型 MH：咬肌痉挛是唯一的症状。该类型占恶性高热反应的 22%（17/79)，其中多数被确诊为非 MH 反应。

（3）迟发型 MH：不常见。可在全身麻醉结束不久出现，通常在术后 1 小时之内开始。

（4）单一型横纹肌溶解型 MH：术后 24 小时内出现，肌肉的坏死程度超过预期的伴随疾病的严重程度。

MH 的典型临床表现源于骨骼肌高代谢与损伤。虽然心血管、呼吸系统与肝脏在 MH 危象中均受到影响，但这些器官系统的改变都是继发于骨骼肌强直收缩。肾功能衰竭也是继发于骨骼肌损伤造成的肌红蛋白尿。MH 患者的体温中枢调节正常，体温升高是由骨骼肌强烈收缩产生的热量不能及时散发到周围环境中造成的。

第 2 节　恶性高热急性期的临床表现

一、骨骼肌

咬肌痉挛：在没有 MH 家族病史的情况下，易患此病的第一个迹象是对琥珀酰胆碱的过度初始反应的发展，即下颌肌肉张力的增加。如果使用足够灵敏的测量设备，在大多数人中服用丁二酰胆碱后可检测到下颌的僵硬，在儿童中通常更明显。当下颌僵硬严重，尤其是长时间下颌僵硬，这种情况称为咬肌痉挛。在正常个体中，神经递质乙酰胆碱启动动作电位，该动作电位沿肌纤维的肌膜或质膜传播。该动作电位到达横管（T 小管），启动肌膜的折叠，激活电压门控的二氢吡啶受体（DHPR）。因此，紧密相关的 RYR1 主要在骨骼肌，打开和释放钙从肌质网（SR）进入胞质溶胶，导致肌纤维收缩。通过能量消耗离子泵（SERCA）使钙返回到 SR，可以促进纤维的松弛。在 MH 中，Ca^{2+} 向细胞质中的释放是失调的。Ca^{2+} 会从 SR 释放出来，而 SERCA 无法对其进行充分补偿，从而导致细胞内钙水平管理受到干扰。将电能转换为肌肉收缩的机械功的过程称为兴奋–收缩（EC）耦合。在易患 MH 的患者中，接触触发剂会导致责兴奋–收缩偶联失调和钙持续释放到细胞质中。初期，这会增加对 ATP 螯合钙的代谢需求，从而导致 CO_2 产生和 O_2 消耗增加。CO_2 的上升会刺激交感神经系统从而导致心率反应性升高。而后，随着钙释放的进行，螯合能力被超过，胞质钙的积累足以激活肌丝并引起肌肉收缩。在反应的这一阶段，热量产生加速，并且逐渐形成持久的肌肉僵硬，以 ATP 形式增加的能量消耗也是如此。这 2 个因素导致高代谢活性，从而使产生的 CO_2 水平增加，导致高热。在骨骼肌的兴奋–收缩偶联中，运动神经刺激产生动作电位，通过神经元向下传递至神经肌肉接头。这刺激了骨骼肌中的肌质网将钙释放到肌肉细胞中。钙一旦进入肌肉细胞内，它就会与肌钙蛋白结合，从而使肌动蛋白和肌球蛋白结合，导致肌肉收缩。RYR1 受体位于肌浆网中，负责兴奋–收缩偶联过程中钙的释放。RYR1 受体主要存在于骨骼肌中。当对运动神经的刺激停止时，就会出现肌肉松弛。然后将钙泵回肌浆网中，从而解除肌动蛋白和肌球蛋白之间的联系，使它们恢复未结合状态。MH 触发剂会通过有缺陷的 RYR1 受体从肌质网中释放不受控制的钙，从而导致骨骼肌内钙质的快速持续增加。高浓度细胞内钙激活肌浆网和肌膜处的钙泵，这导致钙重新吸收到肌浆网中或钙转运到细胞外空间。钙的快速持续增加导致肌肉收缩力增加，这在临床上表现为骨骼肌僵硬，它既可以局限于咬肌，也可以泛化。长时间的肌肉收缩会破坏肌肉膜的完整性，骨骼肌内高浓度 Ca^{2+} 和细胞内酸中毒都会导致线粒体功能障碍和炎症介质相关蛋白水解的肌毒性疾病，进一步导致高钾血症和横纹肌溶解（图 7-1）。

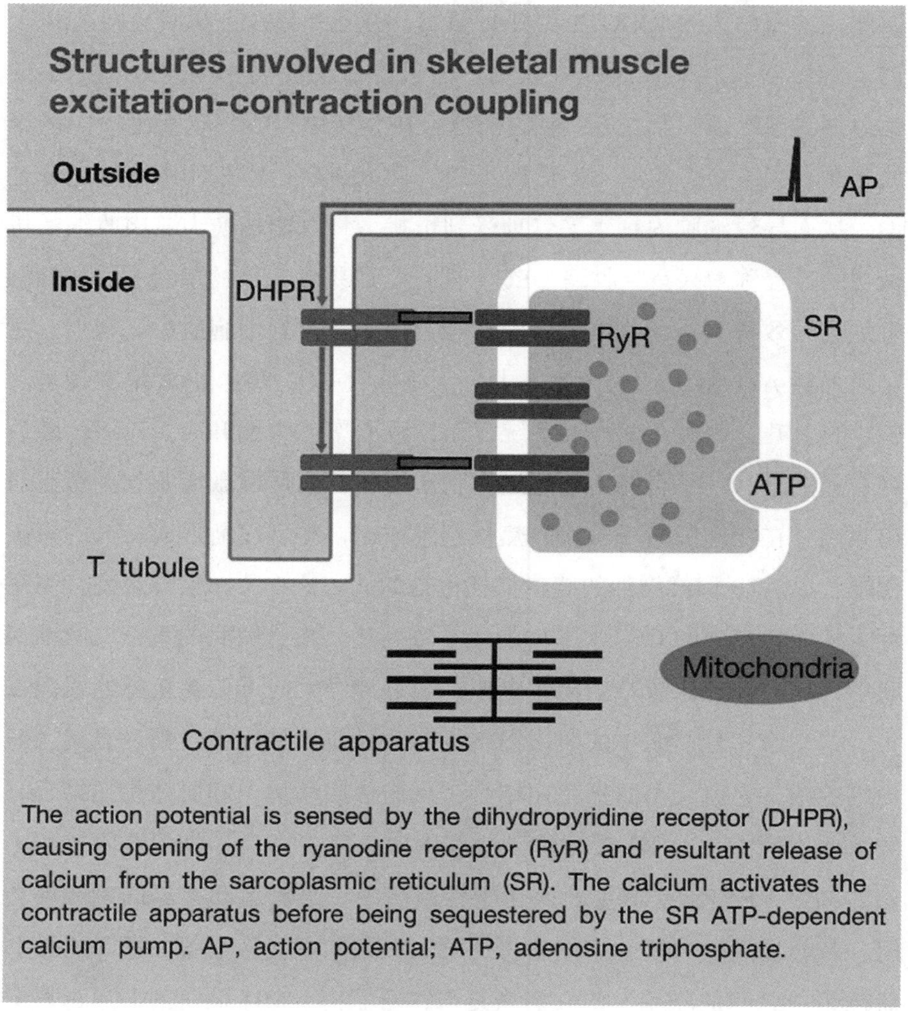

图 7-1 骨骼肌兴奋收缩偶联的分子结构基础（见书末彩插）

二、心血管系统

无法解释的高碳酸血症是手术中潜在的 MH 的一个明显的生理证据和最敏感的指标。当每分钟通气保持恒定时，$ETCO_2$ 的上升很容易被检测到。因此，新陈代谢和呼吸性酸中毒混合在一起是最显著的表现，它刺激交感神经，导致心动过速。在 MH 的早期阶段，动脉压的变化通常并不明显。这可能反映出交感神经驱动增加和继发于局部组织酸中毒介导的与外周血管舒张相反的作用。

在几乎所有 MH 患者中，心动过速都是其早期征兆之一，可能在麻醉诱导后 30 分钟内发生。心动过速可能是由儿茶酚胺释放增加所致，并已通过普萘洛尔进行实验性抑制。术中 MH 的体征，如窦性心动过速、高血压和呼吸急促，可能会被误认为麻醉深度不足而应通过吸入更高浓度的麻醉剂进行“治疗”。

MH 是常染色体显性遗传肌病，最常涉及 *RYR1* 基因的突变。该基因编码主要位于骨骼肌的 RYR1 受体蛋白，心肌细胞和血管平滑肌也已显示出 *RYR1*。尽管 *RYR2* 亚型在心肌细胞中最为主要，但 *RYR2* 的突变与 2 型心律失常相关，与 MH 无关。肌细胞的肌质网中存在着 5 种兰尼定受体兴奋 – 收缩偶联。当在肌细胞中产生动作电位时，它通过 T 小管到达肌浆网，在骨骼肌中，通过将兰尼定受体与骨骼肌中的二氢吡啶受体偶联，或由钙诱导的心肌细胞钙释放，来释放钙。MH 致病性突变导致从肌质网释放钙的增加（图 7-2），细胞内钙超载，造成钙与肌丝的结合增加，导致骨骼肌收缩失调。这种收缩状态导致骨骼肌僵化，并最终导致骨骼肌细胞分解。在这种情况下，刚性会导致新陈代谢，导致体温随时间升高。心肌细胞的分解可导致血清肌酸激酶水平升高、肌红蛋白尿（可能导致肾衰竭）和高钾血症。钙是糖原代谢为乳酸和线粒体中有氧呼吸的辅助因子，因此钙的这种异常高水平会导致细胞中和随后的血浆中氢离子和 CO_2 负荷增加。

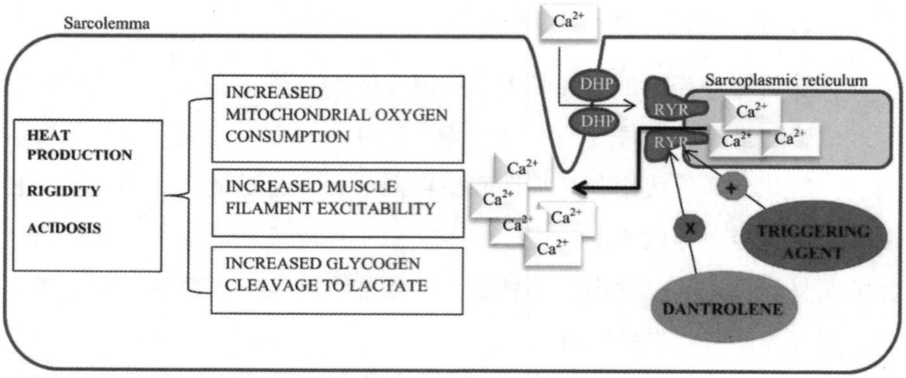

图 7-2　恶性高热致病性突变最终导致骨骼肌收缩失调（见书末彩插）

交感神经系统的激活导致窦性心动过速，心律不齐也可能发生。高钾血症可在心电图上表现为 T 波峰值，室性异位，在严重情况下还表现为室性心动过速和室颤。MH 的另一个早期症状是无法解释的窦性心动过速。由于窦性心动过速是常见且非特异性的体征，因此可能被误诊为轻度麻醉或疼痛控制不当所致。心动过速合并高碳酸血症时对高代谢状态高度怀疑，应通过评估患者的肌肉僵硬、酸中毒或高钾血症以确认或排除 MH。心排血量增加可能无法满足代谢需求，但可能导致混合静脉血氧含量降低、动脉血氧含量降低和乳酸性酸中毒。

三、体温的变化

体温升高是标志代谢异常反应的相对较晚的指标，有时甚至不存在。温度升高是因为连续的肌肉挛缩产生的热量超过了人体向环境散发的热量。恶性体温过高期间，中央体温调节可能保持不变。以每 5 分钟 1 ℃的升高速度，体温可能会升高到 46 ℃以上。在 MH 危机中，患者仅需 20 分钟即可发展为严重酸中毒、休克和心室纤颤。肝脏等重要器官可能会极大地促进热量的产生。MH 的热量产生可能很大，氧气消耗和 CO_2 的产生增加了 5 倍。体内氧气的存储量消耗得非常快，是正常氧气消耗量的 2 ～ 3 倍，这会导致严重的缺氧和心脏压力。氧气的混合静脉张力降低，而 CO_2 的混合静脉张力增加，反映出骨骼肌提取氧气的显著增加。如果使用琥珀酰胆碱和挥发性麻醉剂，则发热可能会较早发展。$ETCO_2$ 的升高是 MH 的敏感早期迹象，而核心体温的升高在某些情况下可能会延迟，这是 MH 危机的特征之一。体温过高是 MH 的关键指标，但它可能是晚期症状，也可能不发生。但是，如果在任何显著的时间段内都存在代谢亢进，通常会更迅速地注意到核心温度的迅速升高。延迟诊断和超过 39 ℃的高温治疗已显示会增加由器官功能障碍 / 衰竭和 DIC 引起的发病风险。在任何时候，单独的体温升高都不会伴有代谢亢进（高碳酸血症 / 心动过速）的相关征兆。体温过高会使肌肉收缩并增加膜通透性，结果是引发横纹肌溶解综合征伴高钾血症（心律失常）和肌红蛋白血症（肾衰竭）。热疗还可能直接激活并启动 DIC 的内皮凝血因子（图 7-3）。

四、通气量的变化

代谢过度的肌肉细胞活动导致血流中的 CO_2 水平升高。接下来，由于这种过度活跃，该疾病的特征性极端核心温度可能会高达 41 ℃。继发于持续不断收缩的高耗氧量迫使心肌细胞从有氧代谢转变为厌氧代谢，以满足细胞的需求。这种长时间的无氧代谢和血液中的 CO_2 升高使患者处于酸中毒状态，如果不及时治疗，人体维持体内稳态的能力将不堪重负，结果可能造成心血管损害并最终导致死亡。MH 反应的特征在于代谢过度，导致体温过高、耗氧量增加、CO_2 产生增加。呼吸急促继发于 CO_2 产生增加，并且 $ETCO_2$ 增加。过量的 CO_2 产生可能导致麻醉机中的苏打石灰罐快速变色并摸起来发烫。无法解释的高碳酸血症是急性 MH 危机的最早、最敏感的征兆。

五、皮肤的变化

皮肤呈斑驳的外观，有紫癜区域和鲜红色的潮红斑块，甚至出现全身性红斑和潮红，此时皮肤温度较高，但核心温度可能正常。大约三分之一的患者出现了广泛的僵尸般的骨骼肌僵硬，通常与更快速的病程相

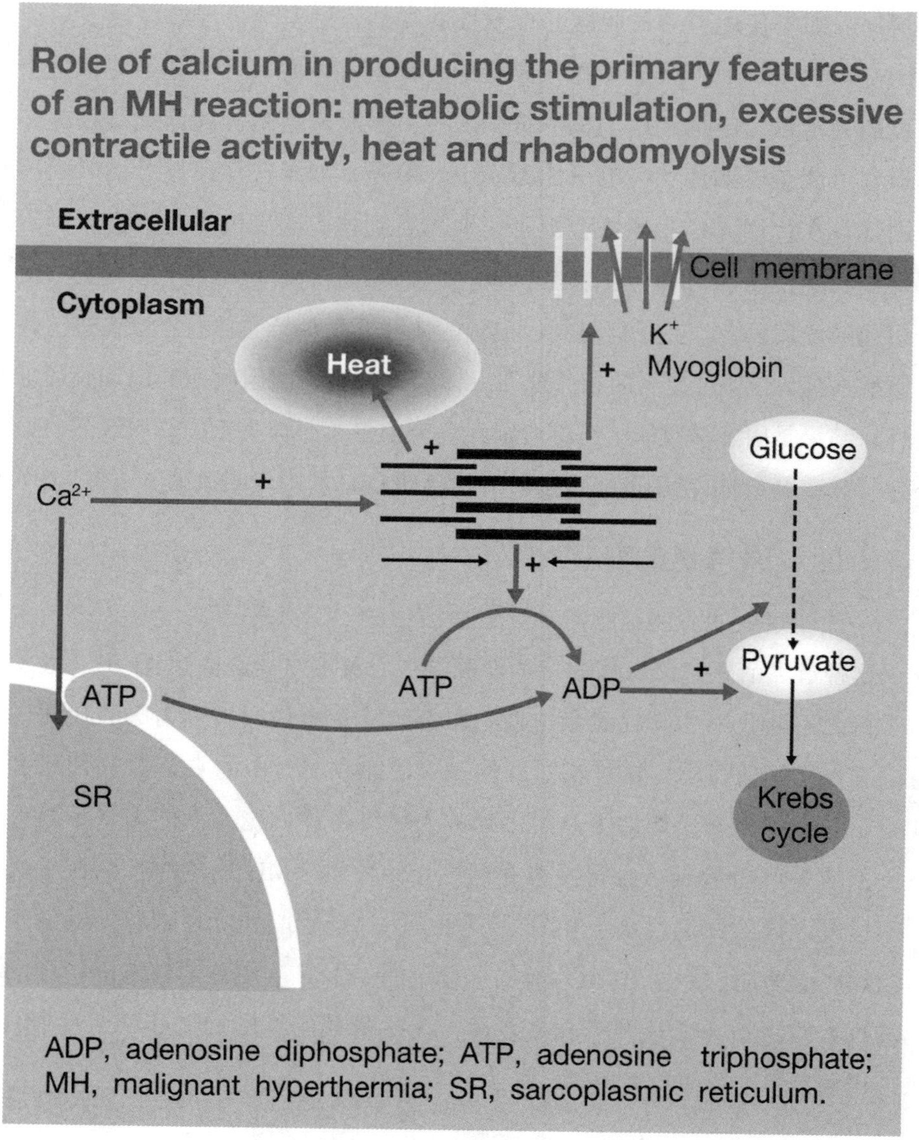
Role of calcium in producing the primary features of an MH reaction: metabolic stimulation, excessive contractile activity, heat and rhabdomyolysis
Extracellular
Cell membrane
Cytoplasm
Heat
K+
+
Myoglobin
+
Glucose
Ca2+
+
+
ATP
ADP
+
Pyruvate
ATP
SR
Krebs cycle
ADP, adenosine diphosphate; ATP, adenosine triphosphate; MH, malignant hyperthermia; SR, sarcoplasmic reticulum.

图 7-3 钙离子在 MH 发生中的作用（见书末彩插）

关。发生 MH 危机后，肌肉经常出现肿胀和触痛。无论与 MH 的关系如何，琥珀酰胆碱可能会导致肌强直、低钾血症性周期性麻痹和其他肌病患者的肌肉僵硬。身体试图散发热量时可能会大量出汗，但是温度调节失效会使核心温度迅速升高。

MH 发作时由于骨骼肌内钙离子浓度升高，ATP 依赖性钙再摄取进入肌质网的活性增强，以试图恢复体内平衡。然而，由于释放的超负荷，释放的钙的螯合仍然不足，ATP 消耗过多。此外，随之而来的是氧气消耗的增加，当过量产生 CO_2 时，向骨骼肌的氧气供应变得相对不足。临床上可以观察到患者皮肤相关的大量出汗和（或）斑点，以及最初无法解释的心动过速、心律不齐和（或）不稳定的动脉压。在这种情况下，动脉（或静脉）血气分析可能会同时显示代谢性和呼吸性酸中毒。

第 3 节　恶性高热急性期后的临床表现

一、发热

持续的肌肉收缩会引起新陈代谢，从而增加人体对 ATP 的使用，并增加热量、乳酸和 CO_2 的产生。高碳酸血症和呼吸性酸中毒是这种新陈代谢的最终结果。ATP 储备的耗尽会导致骨骼肌细胞膜的破坏，从而破坏电解质（如钾、钙）、酶（如肌酸激酶）、肌红蛋白和血红蛋白的形式（发生在红色或混合的肌纤维中），使其泄漏到血液中（即细胞外液空间）。肌肉细胞中钾的丢失导致代谢性酸中毒和心律失常。血液中肌酸激酶（即与肌肉收缩有关的酶）水平升高会导致骨骼肌收缩时间延长。骨骼肌细胞的分解使释放的肌红蛋白阻塞肾小管并引起肾损伤和可能的肾衰竭。体内的 O_2 储存量消耗得非常快（即正常速度的 2 ～ 3 倍），这会导致缺氧和心脏压力。这种持续的代谢过度状态会导致患者的核心体温在几分钟内急剧上升。异常的 RYR1 从骨骼肌 SR 持续释放钙会导致持续的肌肉收缩。在肌肉收缩阶段，由于持续的肌肉活动和细胞试图将钙重新螯合回到SR中，5’-三磷酸腺苷会耗尽，有氧代谢退化为厌氧途径，导致严重的酸中毒。ATP 的快速消耗还导致热量的产生，其增加的幅度超过了人体的冷却能力，从而导致体温过高。此外，大多数高代谢症状的后来发展与脓毒症相似，这一论断在临床上被研究人员怀疑。败血症掩盖了 MH，或将 MH 症状归因于所谓的败血症，似乎是无法诊断 MH 的主要原因。出汗和皮肤血管舒张会引起热量损失——尽管循环中儿茶酚胺的增加可能会增加心率，产生皮肤血管收缩并增加全身血管阻力，从而限制热量的流失。

二、心脏的衰竭

左心衰竭通常是末期事件。患者除了经历肺水肿、啰音和泡沫状痰，还可能会遇到凝血性疾病的问题，如 DIC，当静脉穿刺部位开始流血时首先应注意。酸中毒和高钾血症都已显示出会降低心脏收缩力，代谢性酸中毒会干扰升压药的有效性，CO_2 的产生可能会加重肺动脉高压或导致右心室劳损。心律失常是 MH 早期报道的普遍特征，这使一些人认为除了骨骼肌外，心肌的功能障碍也包含在 MH 的表现中。我们现在知道在心脏和骨骼肌中存在独特的 RYR 蛋白同工型，并且心律失常继发于代谢紊乱和交感神经外流增加。

三、DIC

DIC 是由广泛而持续的凝血激活导致的。尽管败血症是 DIC 的最常见原因之一，但其他临床情况也可导致 DIC。DIC 的发病机制涉及通过组织因子依赖性机制引发凝血，通常在大规模酸中毒后发生。存在缺陷的生理抗凝机制，可增强凝血酶的产生；纤维蛋白溶解不足导致的纤维蛋白降解不足，从而导致纤维蛋白在微脉管系统中的沉积和扩散。当患者发生 MH 时，其核心温度可能以每 5 分钟 1 ～ 2 ℃的速度升高，在某些情况下可能达到 44 ℃或更高。因此，它可以破坏凝血，从而导致 DIC。由于能量存储和 ATP 的快速消耗，不受控制的代谢过度会导致呼吸系统疾病，在大多数情况下会导致代谢性酸中毒。如果不及时治疗，持续的心肌细胞死亡和横纹肌溶解会导致危及生命的高钾血症。肌红蛋白尿可导致急性肾功能衰竭。其他威胁生命的并发症包括 DIC、充血性心力衰竭、肠缺血和继发于严重肌肉肿胀的四肢隔室综合征。实际上，当体温超过约 41 ℃时，DIC 是常见的死亡原因。

四、血气分析和酸碱失衡

高代谢反应导致氧气消耗、CO_2 产生和热量产生增加。ATP 储存库耗尽后，无氧代谢会加速酸中毒，如果不加以治疗，则会进展为细胞膜完整性衰竭和心肌细胞死亡，导致包括钾、肌红蛋白和肌酸激酶在内的细胞内含物泄漏。横纹肌溶解是该综合征的重要特征，通过测量血清肌酸激酶可以较好地证明，血清肌酸激酶通常在反应后的第二天或第三天达到峰值。患者可能会出现肌肉的压痛和肿胀，特别是在大腿上。肌红蛋白血症和肌红蛋白尿很常见，横纹肌溶解可能导致肾功能衰竭。另一个并发症是 DIC。肌肉细胞中升高的肌质 Ca^{2+} 产生收缩，能量的使用最终超过了人体产生能量的能力，迫使细胞自我破坏并将其细胞内含物释放到血管内系统。因此，当释放到循环中时，细胞内成分对身体构成威胁。钾、肌红蛋白和肌酸激酶及其他细胞内成分通过细胞凋亡释放，可导致高钾血症、肌红蛋白尿和横纹肌溶解。代谢需求的增加导致氧气消耗和 CO_2 产生的增加。CO_2 的增加会导致呼吸性酸中毒、高钾血症和代谢性酸中毒。最初的酸碱紊乱是呼吸性酸中毒。当氧气需求超过供应时，乳酸水平将升高，并且代谢成分将叠加在呼吸性酸中毒上。控制不佳的 MH、高代谢状态会引起严重的代谢性酸中毒，横纹肌溶解和持续的肌肉坏死会引起致命的高钾血症。高钾血症是心脏传导改变的原因，这在心电图上可以证明。高钾血症最初的影响是 T 波高度的普遍增加，在心前区导联中最明显，这被称为帐篷型改变。更严重的高钾血症与延迟的电传导相关，导致 PR 和 QRS 间隔增加，随后逐渐变平，最终没有 P 波。在极端条件下，QRS 复波会加宽到足以与 T 波合并的状态，从而形成正弦波模式。尽管心电图检查结果通常与高钾血症程度相关，但从轻度到严重影响心脏的进展速度是不可预测的，并且可能与血浆钾浓度的变化不完全相关。

五、电解质的紊乱

乳酸堆积可出现代谢性酸中毒，体温迅速上升引发呼吸性酸中毒，血气分析和血液等化验可发现血氧降低，血钾、肌酸激酶、血清和尿肌红蛋白等指标进一步升高。血清肌酸激酶、钾、钙和磷酸盐升高反映了肌肉损伤。这与横纹肌溶解、肌红蛋白尿和肌红蛋白血症有关。骨骼肌持续收缩导致 ATP 储存耗尽，而 ATP 储存的耗尽会导致骨骼肌细胞膜的破坏，从而使钾、钙、肌酸激酶和肌红蛋白泄漏到细胞外液。肌肉细胞中钾的流失会导致代谢性酸中毒和心律不齐。在某些 MH 患者中，线粒体中的钙螯合也可能有缺陷。骨骼肌细胞的细微组织坏死会破坏骨骼肌细胞，使释放的肌红蛋白引起肌红蛋白尿、弥散性血管内凝血和肾功能衰竭。

第 4 节　其他并发症

一、肌肉酸痛

骨骼肌持续收缩，大量消耗 ATP，产生乳酸，就像在高强度运动中通过无氧代谢一样，耗氧量的不断增加将导致缺氧和进行性乳酸性酸中毒。MH 的一个主要的化学变化是乳酸的产生，伴随着血液 pH 的下降。这些化学变化先于温度上升。乳酸的产生伴随着血液中 CO_2 的快速上升和碳酸氢盐的下降。乳酸在肌肉内大量堆积，刺激肌肉中的神经末梢产生酸痛感觉，乳酸的积聚又使肌肉内的渗透压增大，导致肌肉组织内吸收较多的水分而产生局部肿胀。所有这些变化是由于肌浆中 Ca^{2+} 浓度增加，这也是肌肉僵硬和体温升高的原因。在 MH 易感的猪的肌肉中进行的 ^{31}P 核磁共振研究表明，MH 的体温升高是由 Ca^{2+} 持续诱导 ATP 的合成和水解所致。

二、中枢神经系统的损伤

中枢神经系统的损伤由骨骼肌内各种钙泵对 ATP 利用率的提高所致。ATP 的利用会产生 ADP，ADP 可直接刺激中间代谢，从而增加耗氧量、产生 CO_2、刺激交感神经。曾有案例报道 MH 伴小脑受累——热致中枢神经系统损伤，MH 反应发生后 4 ～ 8 小时进行头部 CT 显示最明显的特征是小脑水肿，尤其是双侧小脑密度低，同时影响灰质和白质，并伴有后颅窝肿块效应，如第四脑室的局部覆盖和双侧颞角突出等。MH 反应发作后约 12 小时进行 MRI 脑检查，发现自从 CT 扫描和小脑脑积水初期小脑疝发作以来小脑水肿开始发展。在枕后叶，基底神经节和小脑半球中还有其他双侧缺血性灰质的变化。MH 反应发作后 33 小时进行的 CT 扫描显示后颅窝和上睑上皮肿胀明显增加，并完全覆盖了脑沟、伴有大量肿块，通过枕骨开颅手术和小脑上皮肿胀导致小脑上皮突出和下降，枕骨大孔与颈交界处受压。MH 导致的低 pH 会影响神经元兴奋过程中涉及的多个膜通道，包括电压门控的 Na^+、K^+ 和 Ca^{2+} 通道，N-甲基 -D- 天冬氨酸（NMDA）受体通道和 TWIK 相关的酸敏感 K^+ 通道。总体而言，这导致神经元放电和网络的兴奋性降低，酸中毒优先减少了兴奋性突触前的终末期，并且会降低皮质神经元的突触前末端兴奋性。

三、器官衰竭

MH 患者出现代谢性酸中毒伴 CO_2 分压增高和乳酸生成增加、钾和肌肉蛋白（如肌酸激酶和肌红蛋白）等的释放，会穿过屏障进入血液。频繁发生的晚期并发症是由大量肌红蛋白的释放和（或）DIC 引起的肾功能损伤，这通常是死亡的主要原因。能量的消耗导致肌肉细胞死亡与钾和氢离子在细胞内的释放，导致高钾血症和代谢性酸中毒。代谢紊乱引起肌肉细胞坏死，使细胞碎片充满血流，导致血液黏度增加并阻止毛细血管输送氧气和营养，最终可能导致不可逆的器官衰竭，尤其是肾脏衰竭，并可能因炎症和细胞损伤引发 DIC。高钾血症会引起心动过缓，而心动过缓可能导致或加剧肾功能不全，继而加重高钾血症。

肌红蛋白血症——肌红蛋白引起肾损伤的机制尚未完全阐明，但似乎是由肾血管收缩、脂质过氧化和肾小管梗阻引起的直接毒性所致。有证据表明，尿碱化会限制脂质过氧化和肾小管聚集。在 MH 中，除非明确尚未发生显著的横纹肌溶解，否则应建立并维持碱性利尿作用。治疗的目标是使尿液排出量为 2 ～ 3 mL/（kg·h），尿液 pH 大于 7。建议使用晶体、碳酸氢盐和甘露醇输注。肌肉过度活动和代谢亢进会使肌肉细胞膜破裂，导致酸中毒、高钾血症，并最终增加肌红蛋白和肌酸激酶水平。循环肌红蛋白会使尿液变成可乐的颜色，肌红蛋白导致尿液呈深色。

第 8 章

恶性高热的诊断

第1节 恶性高热的临床评分

临床上主要根据患者的临床表现和血液学检查对MH进行诊断：①接触诱发药物或应激因素后，出现不明原因的体温迅速升高；②肌肉强直，即身体的某一部分或全身骨骼肌强直，特别是咬肌强直；③心、肺功能迅速衰竭，表现为心率过快、心律失常、发绀、少尿等；④血液学检查，CK > 20 000 UI/L，尿肌红蛋白 > 60 μg/L。目前，建议参考国际MH临床诊断评分细则进行评分。根据表8-1对患者的临床表现评分，所得各项分数统计得出总分后再与表8-2对比，进行临床诊断。

表8-1 国际MH临床诊断评分细则标准

项目	指标	分数（分）
肌肉僵硬	全身肌肉僵硬（不包括由体温降低和吸入麻醉剂苏醒期间和苏醒后所导致的寒战）	15
	静脉注射琥珀酰胆碱后的咬肌痉挛	15
肌溶解	静脉注射琥珀酰胆碱后肌酸酶 > 20 000 IU	15
	未应用琥珀酰胆碱麻醉后肌酸酶 > 10 000 IU	15
	围手术期出现肌红蛋白尿	10
	尿肌红蛋白 > 60 μg/L	5
	血清肌红蛋白 > 170 g/L	5
	全血 / 血清 / 血浆 K^+ > 6 mEq/L（不包括合并肾衰竭时）	3
呼吸性酸中毒	在合适地控制呼吸条件下，$ETCO_2$ > 55 mmHg	15
	在合适地控制呼吸条件下，动脉血 CO_2 分压 > 60 mmHg	15
	在自主呼吸条件下，$ETCO_2$ > 60 mmHg	15
	在自主呼吸条件下，动脉血 CO_2 分压 > 65 mmHg	15
	异常的高碳酸血症	15
	异常的呼吸过速	10
体温升高	围手术期体温出现异常快速的升高（需根据麻醉医师的判断）	15
	围手术期体温异常升高（> 38.8 ℃，需根据麻醉医师的判断）	10

（续表）

项目	指标	分数（分）
心律失常	异常的心动过速 室性心动过速或室颤	3 3
家族史 仅用于筛查 MHS	直系亲属中有 MH 家族史 非直系亲属中有 MH 家族史	15 5
其他	动脉血气显示碱剩余低于 –8 mEq/L 动脉血气示 pH ＜ 7.25 静脉注射丹曲林钠后呼酸和代酸很快纠正 有 MH 家族史伴有静息状态下肌酸激酶升高 有 MH 家族史伴有以上表现的任意一种（必须要做基因检测）	10 10 5 10 10

表 8-2　国际 MH 临床诊断标准

得分范围（分）	级别（级）	发生 MH 的可能性
0	1	几乎绝对不可能
3 ～ 9	2	不可能
10 ～ 19	3	接近于可能
20 ～ 34	4	较大的可能性
35 ～ 49	5	很可能
50	6	几乎肯定

由于 MH 发病率较低，并非所有医院的医师都有救治 MH 的经验，因此 MH 患者的转诊标准极为重要。欧洲恶性高热小组认为 1994 年的 MH 评分诊断标准对于疑似 MH 患者是否需要进行转诊意义不大，因此在 2015 年发布了新的 MH 转诊标准，若患者符合下述内容应及时转诊至专业的 MH 中心进行诊疗。

①有 MH 家族史的患者。

②全身麻醉时对诱发麻醉药物产生任何不良反应，特别是合并有高

代谢症状（如 CO_2 分压升高、心动过速、体温不明原因的升高）、肌肉痉挛、横纹肌溶解综合征、弥散性血管内凝血等。麻醉期间或停止麻醉后 60 分钟内，出现明显的初始症状患者。

③家族中有不明原因的围手术期死亡者。

④临床排除其他肌病后的术后横纹肌溶解综合征患者。

⑤劳累性横纹肌溶解综合征、复发性横纹肌溶解综合征或血清 CK 浓度持续升高的患者，在神经系统检查后未发现病因（特发性高肌酸激酶血症）。

⑥排除易感因素后需要住院治疗的劳力性中暑患者。

⑦肌病和测序发现有非特征性、罕见的、潜在致病性的 *RYR1* 突变者。

由于我国尚缺乏 MH 诊疗抢救中心，故建议三甲医院在有条件的情况下设置兼职的 MH 诊疗抢救中心，并在各级医疗机构内进行 MH 诊治流程培训。若评估患者有发生 MH 的可能，应及时转诊。

第 2 节 恶性高热的实验室诊断

目前，国际上公认 CHCT 和 IVCT 为确诊 MH 易感者的金标准，其主要适用于高度怀疑为 MH 的患者及其直系亲属，要求受试者年龄大于 8 岁、体重超过 20 kg。进行体外 CHCT 需制取长度为 15 ～ 25 mm、厚度为 2 ～ 3 mm 的活体股四头肌标本，待肌肉标本制取后，应立即放入 pH 为 7.4、成分为 NaCl（118.1 mmol/L）、KCl（3.4 mmol/L）、$MgSO_4$（0.8 mmol/L）、KH_2PO_4（1.2 mmol/L）、Glucose（11.1 mmol/L）、$NaHCO_3$（25 mmol/L）、$CaCl_2 \cdot 6H_2O$（2.5 mmol/L）的羧化 Krebs-Ringer 溶液中，

从活检到试验完成须在室温下进行且时间不能超过 5 小时。经咖啡因－氟烷刺激后，若肌肉收缩超过一定的阈值（根据北美恶性高热登记处协议：在咖啡因≤ 2 mmol/L 时收缩≥ 0.3 g 或在氟烷测试中收缩＞ 0.7 g 为异常），则被诊断为 MHS；若为正常阈值，则被诊断为正常。现在国际上有欧洲恶性高热小组和北美恶性高热登记处设立的 2 种诊断标准。欧洲恶性高热小组标准为：咖啡因和氟烷刺激后均为阳性结果，则诊断为 MHS；若仅在咖啡因刺激后有异常反应，则诊断为 MHSc[MH 可疑（咖啡因阳性）]；若仅在氟烷刺激后有异常，则诊断为 MHSh[MH 可疑（氟烷阳性）]。北美恶性高热登记处标准为：只要在咖啡因或氟烷测试中任何一个测试表现为异常，则诊断为 MHS。但体外 CHCT 方法具有一定的局限性，需要手术制取骨骼肌标本，创伤较大，活检后必须尽快完成试验，且在我国仅个别实验室可进行，费用昂贵，无法大规模开展。

CHCT/IVCT 的适应证有：有 MH 家属的患者（无论其家属是通过 CHCT 或 IVCT，还是基因诊断）；有疑似 MH 病史的患者；在触发药物下，出现严重的 MMR 或有横纹肌溶解表现的 MMR 的患者；术中、术后出现不可解释的横纹肌溶解的患者；有运动诱发的横纹肌溶解表现但没有明确诊断的患者；有 MH 表现但不满足诊断的患者；需要入伍训练的疑似 MHS 患者。

第 3 节　恶性高热的基因检测

由于只有为数不多的机构有条件进行 CHCT 和 IVCT，为了确诊，患者不得不长途跋涉去进行此项检查，因此有的患者更倾向于选择仅须提供血液样本的基因检测。MH 为常染色体显性遗传，随着基因测序技术的迅速发展，推荐对可疑 MH 患者通过基因检测进行分子诊断。基因检测主要是针对 *RYR1* 突变，据统计，70% 的 MH 患者有 *RYR1* 基因异常。此外，还有多个 MH 可疑致病基因，如 *CACNA1S* MH 突变位点 c.3257G > A、c.520C > T。目前，中国人群 MH 患者的遗传学研究尚未见报道明确的突变位点。有研究表明，黄种人疑似 MH 突变位点 c.1668G > A、c.2286G > T、c.2943G > A 为单核苷酸多态位点，与欧美国家单核苷酸多态性数据库结果无差异，表明其可能与 MH 发病无相关性。而 c.7281C > T 是否与 MH 发病有关，尚需进一步研究。MH 突变位点可能与人种相关，因此欧洲恶性高热小组明确的 MH 突变相关位点需在中国人群中进一步证实。由于 MH 的基因学改变复杂，具有遗传异质性，而且基因突变分析的结果容易出现误差，故单纯基因学检测目前不足以诊断 MH，只能作为辅助方法对确诊的 MH 或 MHS 进行分析，查找突变位点，由前述可知，MH 的 *RYR1* 基因突变位点众多，临床相关性差异较大。对于部分患者，传统的低通量聚合酶链式反应技术检测尚存在诸多不足，而高通量、自动化基因测序技术能够对 *RYR1* 进行全基因测序，虽然从技术上讲已具有可行性，但其费用昂贵，且存在一些伦理问题。再者，即便部分患者携带异常基因，然而，由于遗传的异质性，携带该基因并不能说明其在接触特定药物后就会发作 MH（表 8-3）。

表 8-3　欧洲恶性高热小组已明确的 MH 候选致病基因 *RYR1* 的常见突变位点

序号	外显子	突变	氨基酸	序号	外显子	突变	氨基酸
1	2	c.103T > C	p.Cys35Arg	25	44	c.7042_7044del	p.Gln2348del
2	2	c.130C > T	p.Arg44Cys	26	44	c.7048G > A	p.Ala2350Thr
3	6	c.487C > T	p.Arg163Cys	27	44	c.7063C > T	p.Arg2355Trp
4	6	c.488G > T	p.Arg163Leu	28	44	c.7124G > C	p.Gly2375Ala

（续表）

序号	外显子	突变	氨基酸	序号	外显子	突变	氨基酸
5	9	c.742G > C	p.Gly248Arg	29	45	c.7282G > A	p.Ala2428Thr
6	9	c.742G > A	p.Gly248Arg	30	45	c.7300G > A	p.Gly2434Arg
7	11	c.982C > T	p.Arg328Trp	31	45	c.7304G > A	p.Arg2435His
8	11	c.1021G > A	p.Gly341Arg	32	46	c.7354C > T	p.Arg2452Trp
9	11	c.1021G > C	p.Gly341Arg	33	46	c.7360C > T	p.Arg2454Cys
10	12	c.1201C > T	p.Arg401Cys	34	46	c.7361G > A	p.Arg2454His
11	12	c.1209C > G	p.Ile403Met	35	46	c.7372C > T	p.Arg2458Cys
12	14	c.1565A > C	p.Tyr522Ser	36	46	c.7373G > A	p.Arg2458His
13	15	c.1589G > A	p.Arg530His	37	47	c.7522C > T	p.Arg2508Cys
14	15	c.1597C > T	p.Arg533Cys	38	47	c.7522C > G	p.Arg2508Gly
15	15	c.1598G > A	p.Arg533His	39	47	c.7523G > A	p.Arg2508His
16	15	c.1654C > T	p.Arg552Trp	40	63	c.9310G > A	p.Glu3104Lys
17	17	c.1840C > T	p.Arg614Cys	41	87	c.11969G > T	p.Gly3990Val
18	17	c.1841G > T	p.Arg614Leu	42	100	c.14387A > G	p.Tyr4796Cys
19	39	c.6487C > T	p.Arg2163Cys	43	100	c.14477C > T	p.Thr4826Ile
20	39	c.6488G > A	p.Arg2163His	44	100	c.14497C > T	p.His4833Tyr
21	39	c.6502G > A	p.Val2168Met	45	101	c.14512C > G	p.Leu4838Val
22	40	c.6617C > G	p.Thr2206Arg	46	101	c.14545G > A	p.Val4849Ile

（续表）

序号	外显子	突变	氨基酸	序号	外显子	突变	氨基酸
23	40	c.6617C ＞ T	p.Thr2206Met	47	101	c.14582G ＞ A	p.Arg4861His
24	43	c.7007G ＞ A	p.Arg2336His	48	102	c.14693T ＞ C	p.Ile4898Thr

基因诊断的适应证包括：在临床上有确定或疑似 MH 症状的患者；在 CHCT、IVCT 中获得阳性结果的患者；家系中有通过 CHCT、IVCT 确诊或仅有 MH 临床表现的 MHS 患者；家系中有已知的致病基因的患者。

第 4 节　改良微创体内代谢试验

Payen 等利用 ^{31}P 磁共振波谱仪测量 MHS 和正常人群的无机磷酸盐 / 磷酸肌酸比值与磷酸二酯 / 磷酸肌酸比值，发现 MHS 的 2 个测试参数均高于正常人群，具有一定的参考诊断价值。微创代谢试验通过代谢物分析和咖啡因微量渗析来诱发肌肉组织中 CO_2 释放增加，将特制半透膜微透析探头置入股外侧肌，经林格氏液 1 μL/min 平衡灌流 15 分钟，向肌肉组织中注射 4% 氟烷大豆油溶液或 80 mmol/L 咖啡因溶液 200 μL，15 分钟后，收集透析液测定其乳酸浓度，若乳酸浓度大于 2.8 mmol/L（氟烷）或 1.6 mmol/L（咖啡因），即为阳性。与 CHCT、IVCT 比较，微创代谢试验创伤明显减轻，且微量氟烷和咖啡因局部注射也不构成诱发 MH 的危险。同时，该方法的敏感性与 IVCT 几乎一致（100%），仅特异性稍有降低（79%）。但该试验尚未经过大规模、多中心临床评估，目前尚不能替代 CHCT、IVCT 作为 MH 的常规检测手段，但疑似 MHS 注射诱发剂，即使是很小剂量也存在伦理上的争议。

目前，我们专家组建议若临床诊疗过程中怀疑有MH发生时，应首先进行临床评分诊断并采取对症治疗措施。救治成功后应完善IVCT和遗传学检查进行确诊。任何患者术前应询问MH的家族史，对于确诊直系亲属患有MH者应在术前完善IVCT和遗传学检查。

第 9 章

恶性高热的鉴别诊断

一、麻醉深度不足

手术中，当患者处于麻醉深度不足和镇痛不足时，常出现肌肉紧张，表现为开口困难，加深麻醉后症状可消失。MH 发作时表现为咬肌痉挛、下颌摆动，但发生的原因为钙通道异常，继续接触诱发药物会导致症状进一步加重。

二、感染或败血症

败血症是指致病菌或条件致病菌侵入血循环，并在血中生长繁殖，产生毒素而发生的急性全身性感染。患者罹患颌面部间隙感染甚至败血症时，可出现全身体温升高，局部皮温升高，同时伴有开口困难、肌肉抽搐，但这些症状在接触诱发药物前即可能出现。

败血症的发病原因和致病机制尚未完全明确，常见原因如下：① 70% 的败血症患者存在近期呼吸道感染、尿道感染、机械损伤操作史或各种局灶性感染；②有研究表明免疫调节异常在疾病中发挥的作用不容小觑，血液检查结果显示 T 淋巴细胞减少，$CD4^+$ 辅助 T 细胞减少，$CD8^+$ 抑制性 T 细胞增多，中性粒细胞增多，且在患者发病时细胞因子如 TNF、IL-1、IL-6 数量增多。败血症患者的病原菌检查显示，近一半为金黄色葡萄球菌和大肠杆菌感染，及时、正确地选择抗菌药物是治疗败血症的关键。

三、发热

普通发热是由致热原导致的体温调节中枢的体温调定点上移或体温调节中枢直接受损，导致体温异常升高，通过常规降温措施或药物可以控制。MH 是由 Ca^{2+} 通道异常所致，其主要表现为咬肌和全身肌肉痉挛、CK 升高（CK-MB 正常）、$ETCO_2$ 升高，若按常规治疗，有时不仅不能缓解症状、达到治疗目的，反而会加重病情。

四、狂犬病

狂犬病是由狂犬病毒所致的急性传染病，患者通常有被病犬或病畜咬伤史，人和动物都可以感染，病毒随唾液排出，经咬伤、抓伤的皮肤或舔舐黏膜侵入机体而引发感染。患者发病时可出现咬肌痉挛、角弓反张等症状，之后便会出现全身高热，与感冒相似的低温、头痛、呕吐等症状，随着病情发展会进一步出现对声音、阳光、水源的恐惧；严重时会出现呼吸困难、发作性咽肌痉挛等表现。99% 的人类狂犬病病例是由犬咬伤引起的，一旦出现症状便几乎是致命的，通常患者会在 3 ～ 6 天内因循环或呼吸衰竭而死亡。

五、横纹肌溶解综合征

RM 是一种临床疾病，其特征是骨骼肌被破坏，导致细胞内酶成分释放到血流中，从而导致系统性并发症，常表现为局部肌肉疼痛和肿胀、肌无力，合并全身发热、恶心呕吐、心动过速、乏力、精神异常等，常伴有肾功能衰竭等并发症。

RM 与 MH 患者的临床表现接近，常表现为肌肉疼痛、虚弱、茶色尿（色素性尿），患者血清肌酸激酶显著升高，比正常血清水平上限高 5 ～ 10 倍，临床常出现 2 种疾病误诊的现象。MH 患者具有明显的咬肌和全身肌肉痉挛的症状，且 MH 患者多因吸入性挥发性麻醉剂诱发，而横纹肌溶解的诱因分为物理和非物理因素。RM 的发病机制和肌肉破坏的病理生理学遵循共同的途径：①能量消耗抑制 Na^+/K^+ ATPase 功能，从而增加细胞内钠；② Na^+/Ca^{2+} 交换器增加细胞内钙；③ Ca^{2+} 由于能量消耗，ATP 酶不能泵出细胞内钙；④细胞内钙激活蛋白酶如磷脂酶 2，破坏细胞膜的结构成分，让更多的钙进入；⑤钙超载破坏线粒体完整性，诱导细胞凋亡，导致肌肉细胞坏死（图 9-1）。

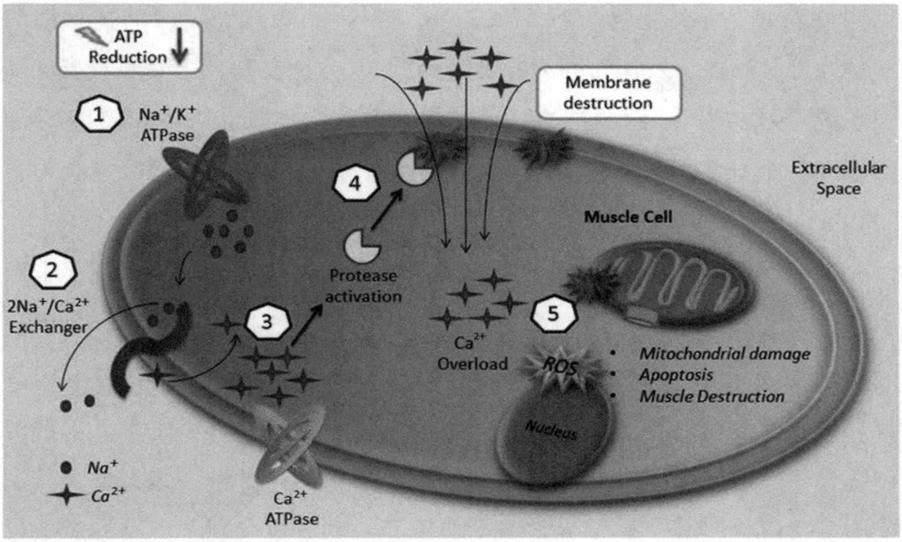

图 9-1　横纹肌溶解破坏机制（见书末彩插）

RM 的诊断依据：血清 CK 水平在横纹肌溶解的前 12 小时逐渐升高，在 3 ～ 5 天内达到峰值，并在随后的 6 ～ 10 天内回到基线水平。临床医师通常使用超过正常上限 5 倍的血清 CK 水平来诊断 RM。其治疗方法主要为：①液体置换是 RM 治疗的重点；②应避免使用氯化钙 / 葡萄糖酸钙治疗低钙血症，因为补钙可能会增加肌肉损伤；③应用碳酸氢盐预防急性肾损伤；④当液体疗法不会导致尿量超过 300 mL/ 小时，应使用甘露醇，无尿患者应避免使用甘露醇；⑤持续肾脏替代疗法清除血液中的肌红蛋白，从而潜在减少肾脏损伤的数量。

六、过敏反应

过敏反应是指机体受到某些抗原刺激时，出现生理功能紊乱或组织细胞损伤的异常适应性免疫应答。来自美国和韩国的流行病学研究均显示，药物是过敏反应的最常见诱因。过敏反应最常涉及抗菌药物、中成药、神经系统用药、抗肿瘤药，出现最多的过敏药物依次为抗菌药物（36.77%）、中成药（12.88%）、抗肿瘤药（5.93%）。过敏人群中男女未见明显差异，年龄多为（47.67±22.16）岁，药物过敏反应的常见给药途径为静脉滴注，发作时间为静脉给药的30分钟左右，主要累及皮肤黏膜系统（91.93%）。而严重的报道中累及系统除皮肤黏膜为40.51%，随后依次为全身性损害（18.13%）、心血管损害（17.97%）、呼吸系统损害（11.66%）等。

口腔科常见的过敏药物多为麻醉药物利多卡因。近年来，利多卡因引起过敏反应的报道逐渐增多，引起过敏性休克的报道不多见，易引起过敏的用量一般为2%利多卡因给药2.5～5 mL及以上。利多卡因具有局部麻醉和抗心律失常的作用，临床常用于外科局部小手术、局部清创缝合术、肛肠手术和穿刺前用药等，也用于治疗各种心律失常，其主要不良反应为嗜睡、感觉异常、低血压和心动过缓。利多卡因的过敏反应发生时可能出现全身冷汗、口唇发绀、面色苍白或面部潮红，颈部、四肢、胸部或全身皮肤风团样皮疹，喉头水肿，胸闷、气喘、呼吸困难且双肺满布哮鸣音，心慌、脉搏细速、血压降低、血管性水肿和腹痛，严重时引起休克，甚至呼吸、心脏骤停。利多卡因引起的局部麻醉剂中毒主要影响中枢神经系统和心血管系统。预防利多卡因过敏反应的关键措施是应详细询问患者病史，了解其药物过敏史和药品不良反应史，尤其是有过敏性倾向和特异体质的患者。过敏体质患者可能对多种物质过敏，不论其是否使用过局部麻醉剂，体内都可能形成抗体而易发生变态反应，可以先做利多卡因皮试。鉴于利多卡因潜在的神经毒性，临床应用时应根据手术需求和给药部位的不同，严格控制给药浓度和给药剂量。

七、嗜铬细胞瘤

嗜铬细胞瘤是源于胚胎神经嵴嗜铬细胞的肿瘤，1886年由弗莱克尔首次描述，起源于与膀胱壁相关的交感神经系统的嗜铬组织。高血压是临床医师怀疑嗜铬细胞瘤的最显著症状。嗜铬细胞是产生儿茶酚胺的神经节后交感神经元，当新鲜组织样品用某些固定剂氧化时，它们的儿茶酚胺被染成深灰棕色，这些细胞主要位于肾上腺髓质（事实上，85% ～ 95% 的嗜铬细胞瘤位于肾上腺髓质）。临床医师怀疑嗜铬细胞瘤最主要的儿茶酚胺相关体征是高血压，这种变异与肿瘤主要分泌儿茶酚胺有关，儿茶酚胺对不同的儿茶酚胺受体有不同的作用，它的阵发性释放构成了典型的阵发性头痛、出汗和心悸的典型三联征。除了典型的三联征之外，患者通常还会出现其他症状，如焦虑、呼吸困难、胸部、腹部或腰部疼痛、恶心、呕吐、震颤、潮红、头晕、视力模糊等视觉症状和感觉异常。嗜铬细胞瘤患者持续的血管收缩使血容量下降，导致直立性低血压。嗜铬细胞瘤可以通过多种方式治疗，包括儿茶酚胺阻断、手术、化疗和放疗。局部或局部晚期嗜铬细胞瘤的标准治疗方式是外科手术，而转移性或复发性肿瘤则采用姑息疗法治疗。嗜铬细胞瘤的治疗预后较好。

八、甲状腺危象

甲状腺危象是甲状腺功能亢进症（简称甲亢）最严重的并发症之一，临床如未及时发现或处理不当可导致死亡。甲状腺危象多发生于甲亢未治疗或控制不良的患者，因外伤、感染、精神刺激、突然停服抗甲状腺药物和治疗等因素诱发。多数患者表现为高热，体温达 39 ℃以上，大汗淋漓，皮肤潮红，心率＞ 140 ～ 160 次 / 分，伴有恶心、呕吐、腹泻和肝功能异常。而 MH 患者基本不会出现恶心、呕吐等胃肠道反应。

甲状腺危象的发病机制未完全明了，因原发基础疾病和诱因不同，其机制也有所不同，发病主要与以下因素相关：①患者机体中甲状腺激素迅速增加并释放到组织血液，血液中游离的甲状腺激素增加，且机体耐受甲状腺激素的能力较低；②原发基础病变，如长期存在的严重心律失常、心肌肥厚、严重肝功能损害和粒细胞减少等，当甲状腺危象发生时，患者的心功能、肝功能即处于失代偿状态，从而引起继发性全身多脏器功能损害，增加治疗的难度。甲状腺危象的临床表现因人而异。

甲状腺危象是一种临床诊断，缺乏特异性实验室指标。Burch 和 Wartofsky 提出计分法诊断甲状腺危象（表 9-1）。

表 9-1　甲状腺危象诊断标准（Burch 和 Wartofsky 计分法）

临床表现			计分（分）
体温调节功能失常（℃）	37.2 ～ 37.7		5
	37.8 ～ 38.3		10
	38.4 ～ 38.8		15
	38.9 ～ 39.4		20
	39.5 ～ 39.9		25
	≥ 40		30
中枢神经系统表现	烦躁不安		10
	谵妄、神经症状、昏睡		20
	癫痫或昏迷		30
胃肠功能失常	腹泻、恶心、呕吐、腹痛		10
	黄疸		20
心血管功能失常	心率（次 / 分）	90 ～ 109	5
		110 ～ 119	10
		120 ～ 129	15
		130 ～ 139	20
		≥ 140	25
	心力衰竭		—
	足部水肿		5
	双肺底水泡音		10
	肺水肿		15
	心房纤颤		10
有诱发病史	—		10

注：累计计分≥ 45 分，高度提示甲状腺危象；25 ~ 44 分，提示危象前期；< 25 分，排除甲状腺危象。

2008 年，日本内分泌学会提出甲状腺危象的定性诊断标准：①中枢神经系统功能失调；②发热，体温超过 38 ℃；③心率＞ 130 次 / 分；④心力衰竭；⑤胃肠道功能失调。甲状腺危象诊断条件：出现第①项至少合并其他 4 项中任意一项；或除第①项外，其他项中至少符合 3 项以上。

目前公认治疗甲状腺危象的要点包括 4 个方面：①大剂量应用特异性的抗甲状腺药物如甲巯咪唑、丙硫氧嘧啶和碘化物；②应用 β 受体阻滞药和糖皮质激素类药物以阻止过多的甲状腺激素所致的靶器官效应；③积极治疗原发疾病，如控制感染、治疗外伤、纠正基础病变（如心律失常）等；④积极保护重要脏器，预防功能失代偿，如控制体温、纠正心力衰竭和休克、保护肝肾功能等。预后不良与治疗不当密切相关。

九、恶性综合征

恶性综合征又名神经阻滞剂恶性综合征（neuroleptic malignant syndrome，NMS），由法国精神病学者 Delay 于 1960 年首次报道，是指抗精神病药物所致的一种少见的、严重的药物不良反应。引起 NMS 的主要药物以抗精神病药物为最常见，包括典型抗精神病药物和非典型抗精神病药物，尤其是氟哌啶醇这类拮抗多巴胺 D_2 受体作用强的药物、抗帕金森病药物（如左旋多巴、金刚烷胺、苯海索、普拉克索等）、抗躁狂药、锂盐、卡马西平、抗抑郁剂等药物。

对于 NMS 的发病机制，目前尚不明确。有研究认为，抗精神病药物的中枢性拮抗作用可阻滞视下丘脑 – 漏斗通路，从而影响体温调节、引起交感神经系统兴奋；阻滞黑质 – 纹状体通路引起椎体外系反应；阻滞中脑 – 皮层通路或引起额叶功能障碍，可导致精神状态改变，从而出现肌张力增高、高热、大汗、震颤、大小便失禁、意识改变、缄默不语、心动过速、血压升高或血压不稳、白细胞升高等一系列临床症状。临床上一般采用美国精神病学会《精神障碍诊断与统计手册（第 4 版）》中 NMS 的诊断标准：①使用精神药物后出现严重的肌肉强直和体温升高。②患者伴有2项或超过2项下述症状：大汗、吞咽困难、震颤、大小便失禁、意识改变、缄默不语、心动过速、血压升高或血压不稳、血清白细胞升高、肌肉损伤的实验室证据。③上述症状不是由使用其他药物、神经科疾病或躯体疾病引起，亦不能由某种精神疾病来解释。同时，鉴别诊断在NMS的诊断过程中至关重要，临床上需排除导致肌强直、高热、意识障碍、椎体外系症状、横纹肌溶解、自主神经功能紊乱的中枢和全身性疾病。治疗方案：①一旦确诊为NMS，立即停用抗精神病药物。②充分镇静和物理降温，以降低脑代谢，保护脑功能。③加强补液、鼻饲营养液等支持治疗，保持水和电解质平衡。④给予有效的抗感染治疗。⑤注重NMS并发症的防治。

NMS会出现肌张力增高、高热、大汗、震颤等，与MH应加以鉴别，前者可有服用抗精神病药物史。

十、脑缺血

脑缺血是由多种原因引起脑的供血减少，并进一步失代偿导致脑的灌注减少，低于脑组织的生理需要量，从而导致脑功能紊乱的一组临床综合征。其主要内容为：病因方面包括能够直接导致脑供血减少的各种血管结构改变、心脏原因、血压改变等；脑灌注减少既可为全脑的（如心排血量下降、低血压等），也可为局部的（如血管狭窄）；失代偿指脑血流量已有下降，并导致组织代谢障碍。

脑出血的病因如下：①大血管狭窄或闭塞，如颈内动脉、大脑中动脉、椎动脉和基底动脉。②心脏疾病所致的心射血量减少，如主动脉瓣关闭不全、慢性心力衰竭、心律失常等，研究发现，30%～50%的心力衰竭患者合并认知功能减退。而慢性心力衰竭患者可出现脑血流量下降20%～31%，因此，泵衰竭或血流动力学紊乱都可导致脑血流灌注不足，引起慢性脑缺血。③小血管病变，如动脉硬化性穿支动脉病、血管淀粉样变性、常染色体显性遗传病合并皮质下梗死和白质脑病等，更易导致大脑深部的灌注不足。④高血压和各种原因导致的长期低血压等，可引起脑血管的自主调节功能紊乱，导致脑的灌注不足。

脑缺血的标准如下：①多见于中老年，亦可见于有血管病变（如烟雾病）的中青年患者。②有导致慢性脑缺血的病因，如大血管狭窄、脑小血管病变、心功能不全或主动脉瓣关闭不全、长期高血压和低血压等。③有慢性脑功能不全表现，如头晕、头昏、头痛、认知障碍、情绪障碍，症状呈波动性，病程长于 2 个月。④灌注影像检查证实，脑部存在 1 个或多个低灌注区域。⑤排除其他可导致相关临床症状的脑部损害。⑥排除相关疾病，如单纯焦虑抑郁症、阿尔茨海默病和各种变性病、精神性或主观性头晕等。

脑出血会影响下丘脑导致体温升高，常规降温措施或药物可以控制。而 MH 若按常规治疗，有时不仅不能缓解症状、达到治疗目的，反而加重病情。

十一、中央核肌病

中央核肌病是一类以肌肉无力、肌张力下降、躯体畸形等症状为特点的疾病，又称先天性肌肉病。中央核肌病主要侵犯婴儿和儿童，是先天性、良性肌病的一种，发病率低，即使在婴儿和儿童中也少见，成年起病的更是少见。该病主要是常染色体显性遗传病，也有散发病例。诊断依赖肌肉活检。特有的形态学异常是 I 型肌纤维氧化酶局灶性缺失，这种缺失的基础是核内的线粒体和内质网几乎完全缺失。其共同临床特点为肌肉无力、肌张力下降和由肌肉发育不良而导致的肌肉纤细，长期的肌肉无力可以引起躯体畸形，如嘴处于张开状态、面部拉长、高腭弓、胸部凹陷和脊柱侧凸，多数患者随年龄增加，病情不进行性加重或逐渐好转，辅助检查发现肌酶正常或轻度升高。主要病理改变是单个的肌核出现在许多肌纤维的中心，所以诊断为中央核肌病，其中央核的改变主要累及 I 型肌纤维。Heckmatt 等根据病情严重程度、表现方式、遗传模式等将中央核肌病分为3种类型：①严重的新生儿发病的X连锁隐性遗传型；②程度稍轻的婴儿早期、婴儿晚期或儿童期发病的常染色体隐性遗传型；③程度更轻的儿童晚期至成人发病的常染色体显性遗传型。

中央核肌病患者不仅没有体温升高等临床表现，且血清肌酸激酶等生理生化指标也在正常范围内，临床上易与MH鉴别。

十二、肌营养不良症

肌营养不良症以肌无力和萎缩为典型症状，主要是由遗传因素引起的肌肉变性疾病，通过常染色体隐性、显性或性联方式遗传，除遗传因素外，患者自身基因突变也可导致该病发生。肌营养不良症临床以进行性的肌肉萎缩无力为主要表现。目前虽然很多学者对肌营养不良症的病因和发病机制进行了探索，但至今仍不清楚。肌营养不良症有明显的家族史，其中男性多于女性，男：女为2.56 ： 1。按照典型的遗传形式和主要临床表现，可将肌营养不良症分为下列类型：①假肥大型肌营养不良症；②面肩–肱型肌营养不良症；③面肩–肱型肌营养不良症；④其他类型肌营养不良症，如股四头肌型、远端型、进行性眼外肌麻痹型、眼肌–咽肌型等。临床主要通过利用神经和肌肉的电生理特性，以电流刺激神经记录其运动和感觉的反应波或用针极记录肌肉的电生理活动，来辅助诊断神经肌肉疾患。

肌营养不良症与MH患者均可出现血清肌酸激酶水平升高，但前者无体温升高、呼吸急促等临床表现。此外，MH还应与内镜/腔镜手术引起的高$ETCO_2$、使用摇头丸或其他危险的精神药物引发的症状相鉴别，这些疾病的发病或症状各有特点，预防和治疗也各有区别。

参考文献

[1] WANG Y L，LUO A L，TAN G，et al. Clinical features and diagnosis for Chinese cases with malignant hyperthermia：a case cluster from 2005 to 2007[J]. Chin Med J（Engl），2010，123（10）：1241-1245.

[2] HOPKINS P M，RÜFFERT H，SNOECK M M，et al. European malignant hyperthermia group guidelines for investigation of malignant hyperthermia susceptibility[J]. Br J Anaesth，2015，115（4）：531-539.

[3] MUNGUNSUKH O，DEUSTER P，MULDOON S，et al. Estimating prevalence of malignant hyperthermia susceptibility through population genomics data[J]. Br J Anaesth，2019，123（3）：e461-e463.

[4] LANNER J T，GEORGIOU D K，JOSHI A D，et al. Ryanodine receptors：Structure，expression，molecular details，and function in calcium release[J]. Cold Spring Harb Perspect Biol，2010，2（11）：a003996.

[5] PISKIN B，ATAC M S，KONCA E，et al. A suspected case of malignant hyperthermia after tooth extraction：case report[J]. J Oral Maxillofac Surg，2011，69（5）：1331-1334.

[6] BERRIDGE M J. Smooth muscle cell calcium activation mechanisms[J]. J Physiol，2008，586（21）：5047-5061.

[7] PAYEN J F，BOSSON J L，BOURDON L，et al. Improved noninvasive diagnostic testing for malignant hyperthermia susceptibility from a combination of metabolites determined in vivo with 31p-magnetic resonance spectroscopy[J]. Anesthesiology，1993，78（5）：848-855.

[8] METTERLEIN T，SCHUSTER F，KRANKE P，et al. Minimally invasive metabolic testing for malignant hyperthermia susceptibility：A systematic review of the methodology and results[J]. Expert Opin Med Diagn，2010，4（2）：149-158.

[9] SCHUSTER F，JOHANNSEN S，ROEWER N. A minimal-invasive metabolic test detects malignant hyperthermia susceptibility in a patient after sevoflurane-

induced metabolic crisis[J]. Case Reports In Anesthesiology，2013，2013：953859.

[10] DE GRARFF-MEDER E R，VAN EDEN W，RIJKERS G T. Juvenil chronic arthritis：T cell reactivity to Hsp60 in patients with a favorable course of arthritis[J]. J Clin Invest，1995，95（3）：934-940.

[11] THOMPSON C B.Apoptosis in the pathogenesis and treatment of disease[J]. Science，1995，267（5203）：1456-1462.

[12] KUTUKCULER N，CAGLAYANS S. Plasma and synovial fluid soluble CD23 concentrations in children with juvenile chronic arthritis[J]. Autoimmunity，1998，27（3）：155-158.

[13] GATT M，REDDY B S，MACFIE J. Review article：bacterial translocation in the critically ill-evidence and methods of prevention[J]. Aliment Pharmacol. Ther，2007，25（7）：741-757.

[14] THAKURI K C，MAHATO S N，THAKUR R P. Diseases of cattle and buffaloes in the Koshi hills of Nepal. A retrospective study[J]. Veterinary Review（Kathmandu），1992，7（2）：41-46.

[15] KNOBEL D L，CLEAVELAND S，COLEMAN P G，et al. Re-evaluating the burden of rabies in Africa and Asia[J]. Bull World Health Organ，2005，83（5）：360-368.

[16] CHAVEZ L O，LEON M，EINAV S，et al. Beyond muscle destruction：a systematic review of rhabdomyolysis for clinical practice[J]. Critical Care，2016，20（1）：135.

[17] IRAJ N，SAEED S，MOSTAFA H，et al. Prophylactic fluid therapy in crushed victims of Bam earthquake[J]. Am J Emerg Med，2011，29（7）：738-742.

[18] SCHARMAN E J，TROUTMAN W G. Prevention of kidney injury following rhabdomyolysis：a systematic review[J]. Ann Pharmacother，2013，47（1）：90-105.

[19] CHATZIZISIS Y S，MISIRLI G，HATZITOLIOS A I，et al. The syndrome of rhabdomyolysis：complications and treatment[J]. Eur J Intern Med，2008，19（8）：568-574.

[20] BOSCH X，POCH E，GRAU J M. Rhabdomyolysis and acute kidney injury[J]. N Engl J Med，2009，361（1）：62-72.

[21] SEVER M S，VANHOLDER R，ASHKENAZI L，et al. Recommendation for the management of crush victims in mass disasters[J]. Nephrol Dial Transplant，2012，27（Suppl 1）：i1-i67.

[22] SORRENTINO S A，KIELSTEIN J T，LUKASZ A，et al. High permeability dialysis membrane allows effective removal of myoglobin in acute kidney injury resulting from rhabdomyolysis[J]. Crit Care Med，2011，39（1）：184-186.

[23] JERSCHOW E，LIN R Y，SCAPEROTTI M M，et al. Fatal anaphylaxis in the United States，1999-2010：temporal patterns and demographic associations[J]. J Allergy Clin Immunol，2014，134（6）：1318-1328，e7.

[24] YE Y M，KIM M K，KANG H R，et al. Predictors of the severity and serious outcomes of anaphylaxis in Korean adults：a multicenter retrospective case study[J]. Allergy Asthma Immunol Res，2015，7（1）：22-29.

[25] 刘思源，郭代红，姚翀，等 . 18 100 例药源性过敏反应自发报告分析 [J]. 药物流行病学杂志，2020，29（2）：110-114.

[26] PARK H K，KANG M G，YANG M S，et al. Epidemiology of drug-induced anaphylaxis in a tertiary hospital in Korea[J]. Allergol Int，2017，66（4）：557-562.

[27] CHAN T Y K. Fatal anaphylactic reactions to lignocaine[J]. Forensic Sci Int，2016，266：449-452.

[28] 彭丽，欧阳帆，王红梅，等 . 整形手术利多卡因局部麻醉致过敏 2 例报道 [J]. 中国美容医学，2009，18（12）：1816-1817.

[29] 张政 . 利多卡因口腔局部麻醉致过敏性休克继发急性左心衰竭 [J]. 药物不良反应杂志，2007，9（5）：363-364.

[30] 左巧云，王黎青，罗亮，等 . 利多卡因致严重过敏和神经毒性反应 [J]. 中国医院用药评价与分析，2019，19（8）：903-904.

[31] 邬宏，房倩华 . 利多卡因过敏一例报告 [J]. 临床误诊误治，2010，23（10）：918-919.

[32] ZHOU M，EPSTEIN J I，YOUNG R H. Paraganglioma of the urinary bladder：

a lesion that may be misdiagnosed as urothelial carcinoma in transurethral resection specimens[J]. Am J Surg Pathol，2004，28（1）：94-100.

[33] ILIAS I，PACAK K. A clinical overview of pheochromocytomas/paragangliomas and carcinoid tumors[J]. Nucl Med Biol，2008，35（Suppl 1）：S27-S34.

[34] WERBEL S S，OBER K P. Pheochromocytoma. Update on diagnosis，localization，and management[J]. Med Clin North Am，1995，79（1）：131-153.

[35] STEIN P P，BLACK H R. A simplified diagnostic approach to pheochromocytoma. A review of the literature and report of one institution’s experience[J]. Medicine（Baltimore），1991，70（1）：46-66.

[36] THOMPSON C B.Apoptosis in the pathogenesis and treatment of disease[J]. Science，1995，267（5203）：1456-1462.

[37] NAYAK B，BURMAN K. Thyrot oxicosis and thyroid storm[J]. Endocrinol Metab Clin North Am，2006，35（4）：663-686.

[38] LANDSBERG L. Catecholamines and hyperthyroidism[J]. Clin Endocrinol Metab，1977，6（3）：697-718.

[39] 张粉燕. 甲状腺危象的临床分析 [J]. 世界最新医学信息文摘，2018，18（69）：60.

[40] 张子泰，王林辉. 甲状腺危象的诊断与治疗进展 [J]. 人民军医，2010，53（9）：703-705.

[41] BURCH H，WARTOFSKY L. Life-threatening thyrotozxixosis：Thyroid storm[J]. Endocrinol Metab Clin North Am，1993，22：263-277.

[42] HE J H，WANG L S，SHAO J S，et al. Analysis of 16 cases of malignant syndrome caused by antipsychotics[J]. China Pharm（中国药师），2011，14（10）：1485-1487.

[43] GE H X，ZHENG Y A，MA Q B，et al. Neuroleptic malignant syndrome：three cases reports and literature review[J]. Chin Gen Pract（中国全科医学），2016，19（3）：340-346.

[44] 董宁，陈秋惠，张颖，等. 帕金森病相关恶性综合征的研究进展 [J]. 中国老年学杂志，2013，33（14）：3527-3528.

[45] STRAWN J R，KECK J R，CAROFF S N. Neuroleptic malignant syndrome[J]. Am J Psychiatry，2007，164（6）：870-876.

[46] 沈渔邨 . 精神病学 [M]. 5 版 . 北京：人民卫生出版社，2009：839.

[47] 李功华，张丽，倪建良 . 抗精神病药物致恶性综合征 1 例并文献复习 [J]. 中国现代应用药学，2016，33（6）：825-827.

[48] 梁辉，孔敏 . 慢性脑缺血的认识现状与展望 [J]. 中华老年心脑血管病杂志，2017，19（7）：673-675.

[49] BURATTI L，BALUCANI C，VITICCHI G，et al. Cognitive deterioration in bilateral asymptomatic severe carotid stenosis[J]. Stroke，2014，45（7）：2072-2077.

[50] KIM M S，KIM J J. Heart and brain interconnection—clinical implications of changes in brain function during heart failure[J]. Circ J，2015，79（5）：942-947.

[51] SOUSA-PINTO B，FERREIRA PINTO M J，SANTOS M，et al. Central nervous system circuits modified in heart failure：pathophysiology and therapeutic implications[J]. Heart Fail Rev，2014，19（6）：759-779.

[52] TALWALKAR S S，PARKER J R，HEFFNER R R，et al. Adultcentral core disease. Clinical，histologic and genetic aspects：case report and review of the literature[J]. Clin Neuropathol，2006，25（4）：180-184.

[53] BORNEMANN A，GOEBEL H H. Cong enit al myopathies[J]. Brain Pathol，2001，11：206-217.

[54] HECKMATT J Z，SEW RY C A，HODES D，et al. Congenital centronuclear（myotubular）myopathy：A clinical，pathological and genetic study in eight children[J]. Brain，1985，108（Pt 4）：941-964.

[55] GLAHN K P，ELLIS F R，HALSALL P J，et al. Recognizing and managing a malignant hyperthermia crisis：guidelines from the European malignant hyperthermia group[J]. Br J Anaesth，2010，105（4）：417-420.

第 10 章

恶性高热的治疗

一、恶性高热的急性期处理

当出现疑似 MH 时，要立即停用 MH 的诱发药物（挥发性麻醉剂或琥珀酰胆碱），关闭麻醉机吸入麻醉剂的挥发罐，如果之前使用过琥珀酰胆碱，不能再重复使用。终止或推迟手术，如果无法停止手术，采用全凭静脉（total intravenous anesthesia，TIVA）方式进行麻醉。使用 100% 纯氧进行过度通气，有条件者应更换全新麻醉机和呼吸回路采用纯氧以正常通气量的 2 ～ 4 倍过度通气。但是，对于麻醉时间较长的患者，体内已有大量的吸入麻醉剂蓄积，即使更换麻醉机和呼吸回路，也不能迅速使患者脱离接触吸入麻醉剂，采用无重复吸入装置可能更为恰当。有研究认为，在麻醉机吸入端和呼出端各安装活性炭过滤器能尽快清除回路中的吸入麻醉剂，研究者认为无须在更换麻醉机管道和 CO_2 吸收器上花费时间。动员一切可以动员的人，启动紧急救治；如有丹曲林则尽量获取足够的丹曲林，尽早给予丹曲林 2.5 mg/kg 静脉输注，必要时重复给药，并对患者进行物理降温，如静脉输注低温生理盐水，体表降温，冰盐水灌洗膀胱、胃或腹腔，当体温降至 38 ℃时停止降温；监测动脉血气，同时纠正高钾血症（必要时给予重碳酸盐，用量为 1 ～ 2 mg/kg）、酸中毒和心律失常（不要用钙通道拮抗剂），建立有创动脉压和中心静脉压监测；采集血样，对电解质、肌红蛋白和凝血进行研究，根据液体出入平衡情况输液，适当应用升压药、利尿药等，以稳定血流动力学，保护肾功能；手术后应加强监护和治疗，以确保患者安全度过围手术期。如果没有救治条件的医院要尽快向有条件的医院转移患者。治疗流程见图 10-1。

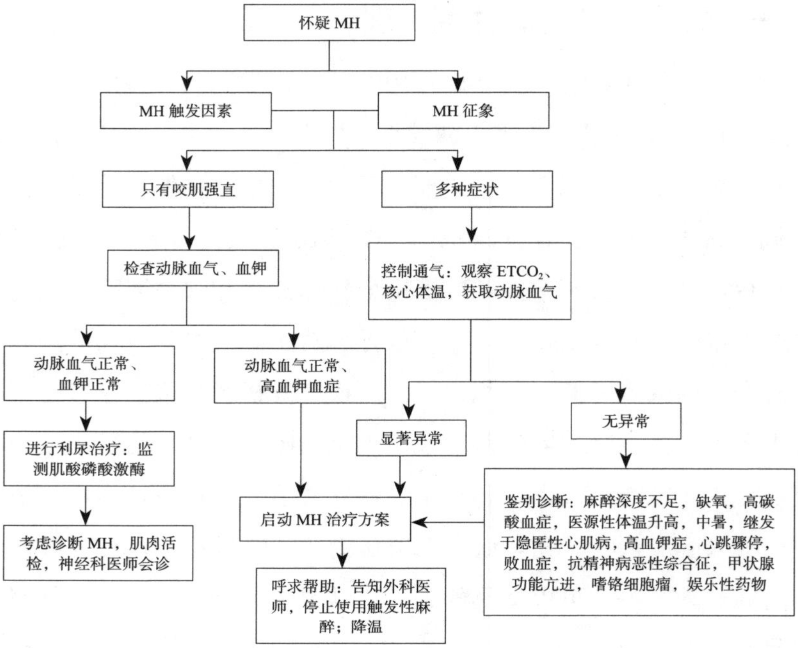

图 10-1　治疗流程

二、急性期后

MH 患者高热期症状缓解后，应在重症监护病房观察至少 24 小时，以预防复发。在有丹曲林的情况下，以 1 mg/[kg·（4 ～ 6 小时）] 或 0.25 mg/（kg·h）静脉滴注 24 ～ 48 小时；如有需要，可重复用药。治疗过程中应持续监测生命体征和各项血液生化指标，尤其是动脉血气分析结果。每 8 ～ 12 小时复查 1 次 CK，检查频率随 CK 数值的下降而减少。若 CK 水平达到 10 000 IU/L 以上，则可能发生横纹肌溶解，此时需追踪尿肌红蛋白指标，以预防肌红蛋白在肾小管沉淀，避免随后发展为急性肾衰竭。若出现上述症状，应及时治疗急性横纹肌溶解，采用肾脏替代疗法，通过水化利尿剂，使尿量＞ 2 mL/（kg·h）；静脉滴注碳酸氢钠，碱化尿液，并监测尿液和血清 pH。此外，对于患者的直系亲属，建议家属做离体 IVCT，最后还应就 MH 和进一步的预防措施向患者和家属提供咨询。

三、注意事项

MH 的诊治过程中应特别注意，如果患者没有低血钙和高血钾，应慎重补钙。MH 是由于骨骼肌 *RYR1* 基因位点突变，导致 Ca^{2+} 浓度调节紊乱。因此，肌肉内的部分 Ca^{2+} 释放入血浆，导致 Ca^{2+} 浓度不同程度升高甚至高血钙，此时若补钙，可能导致病情加重。因此，对怀疑 MH 的患者，应慎重补钙。

由于绝大多数医院无法获取特效药丹曲林，只有部分地区能获得国外的捐赠。鉴于国内实际条件和多年口腔颌面外科和 MH 治疗的临床经验，其主要内容为：①镇静止痉；②迅速降温；③纠正水、电解质失衡；④对症支持治疗；⑤严禁补钙，谨慎使用麻醉药品。

四、对症治疗

（一）镇静止痉

临床诊断为 MH 后，首先应迅速停止使用可疑麻醉药物。MH 患者的致病机制是由于 Ca^{2+} 调节紊乱而导致机体内 Ca^{2+} 浓度升高，部分 Ca^{2+} 进入血浆中，可导致 MH 患者出现高钙血症，在 MH 治疗过程中，有 MH 患者因补钙而导致死亡，所以在治疗 MH 患者过程中，应谨慎补钙。MH 患者首先出现的症状是肌肉抽搐且躁动不安，所以第一步治疗应当是患者镇静止痉，可使用 10% 水合氯醛每次 25 mg/kg，通过口服或灌肠（灌肠需稀释 1 ～ 2 倍）；苯巴比妥：剂量为每次 15 ～ 30 mg，肌内注射。必要时可重复注射，直到抽搐停止。

（二）迅速降温

在获得丹曲林比较困难的情况下，以物理降温为基础的综合对症支持措施极为重要，迅速采取物理降温措施，包括冰敷腹股沟和腋下、酒精浴/温水擦浴和静脉滴注低温生理盐水（4 ℃，2000 ～ 3000 mL）。除常规体表降温外，还应当立即实施胃管、肛管和尿管置入，并同时以 4 ℃生理盐水持续灌洗。后期除物理降温外，加用化学降温如安乃近滴鼻，退热灵塞肛，安乃近、柴胡肌内注射等。在降温幅度方面，欧洲恶性高热小组 MH 处理指南推荐的目标是 38.5 ℃以下，但由于国内获得丹曲林困难，最好能将体温降至 36 ℃以下。用碳酸氢钠治疗代谢性酸中毒，用物理方法快速降温，如静脉输注盐水或冷盐水冲洗胃肠、膀胱等，当体温降至 38 ℃以下时即停止降温。通常酸中毒和高钾血症纠正后心律失常会有所好转。在某些没有丹曲林的情况下，这些治疗措施也是行之有效的，适当的过度降温治疗效果可能会更好。早期识别诊断、尽早使用丹曲林和有效降低体温对于治疗 MH 至关重要。

（三）纠正水、电解质失衡和缺氧

MH 患者会出现严重的水、电解质紊乱和耗氧量增加而出现缺氧，所以需输液，纠正水、电解质紊乱并给予高流量氧气（过度通气），以防止代谢性酸中毒、呼吸性酸中毒、高钾血症、低氧血症等。具体措施为：当 pH ＜ 7.2 时，静脉滴注碳酸氢钠，纠正酸中毒；使用呼吸机进行过度通气；0.1 mmol/kg $CaCl_2$ 静脉滴注，纠正高钾血症（若患者同时有高血钙，应慎重补钙）；必要时可进行血液透析。在改善酸中毒和高钾血症的同时，心律不齐也会有缓解。如果仍存在心律不齐，可应用抗心律不齐的药物，但注意不能使用钙通道阻滞剂，因为它们可加重高钾血症和心脏循环衰竭。利多卡因可用于治疗室性心律失常。高钾血症可用静脉输注葡萄糖、胰岛素、重碳酸盐，以及过度通气来纠正。

（四）对症支持治疗

治疗过程中应进行 O_2 和 CO_2 监测、体温监测、心电监测等生命体征监测；对患者应进行持续的血液净化处理和使用利尿剂，防治肾衰竭。需保持尿量＞ 2 mL/（kg·h），可使用呋塞米 0.5 ～ 1 mg/kg 或甘露醇 1 g/kg 进行利尿，同时静脉滴注晶体溶液（乳酸林格液或 0.9% NaCl）扩容。症状缓解后，持续监测各项生命体征，以防复发。在使用甘露醇（高渗利尿剂）后，应对尿量进行监测，导出尿量应＞ 2 mL/（kg·h），以免造成肾衰竭。

（五）对症处理

应维持循环系统功能和内环境稳定，应当持续监测血气分析、电解质、磷酸肌酸激酶、肌红蛋白、心肌酶谱的动态变化，以评估病情进展和转归。在治疗过程中，应密切监测 CO_2 监护仪、核心体温监测仪、心电图、血压监测仪、脉搏血氧监测仪、$ETCO_2$、动脉血气、血钾、血钙、血液凝块、尿排出量。必要时加用抗生素预防感染，建立有关监测措施，如测 EA 血气分析等，必要时加用适量激素。美国恶性高热协会（Malignant Hyperthermia Association of the United States，MHAUS）推荐，MH 患者至少在观察室观察 36 小时，以防复发。

此外，早期就应当重视肾脏功能维护，积极补液和利尿，适当碱化尿液，预防肌红蛋白血症并发肾功能损伤。综上所述，MH 是一种临床罕见的麻醉并发症，其发病机制尚不完全清楚，作用性质不规律，早期发现和积极采取应对措施，是成功处理的关键。MH 的紧急救治方案如下。

1. 停止操作

（1）通知外科医师，停用所有挥发性麻醉剂和琥珀酰胆碱。

（2）联系 MH 热线，获取丹曲林。

（3）100% 氧气过度通气，以洗脱挥发性麻醉剂。

（4）立即终止手术或改用其他不诱发 MH 的药物维持麻醉。

2. 静注丹曲林

（1）立即建立静脉通路快速静注丹曲林，剂量为 2.5 mg/kg。

（2）持续静注丹曲林，直至 MH 体征消退 .

（3）对于一些重症患者，可提高丹曲林用量，最高量为 30 mg/kg。

3. 纠正体内代谢性酸中毒

及时获取血气分析，可使用碳酸氢钠来纠正患者体内代谢性酸中毒。

4. 物理降温

当患者体内温度＞39 ℃时，可采用物理降温的方式进行体表降温。

（1）静注冷的生理盐水。

（2）可采用 4 ℃生理盐水持续灌洗冲洗体腔。

（3）可考虑其他降温方式，如化学降温。

（4）当体温降至 38 ℃以下时即停止降温。

5. 高钾血症和心律失常

高钾血症治疗包括过度通气、碳酸氢钠、葡萄糖／胰岛素和静脉滴注 0.1 mmol/kg 氯化钙，纠正高钾血症，若患者同时有高血钙，应慎重补钙。如上述治疗仍然不能降低血钾，必要时可进行血液透析。通常纠正酸中毒和高钾血症治疗的同时，心律不齐会缓解。如果仍存在心律不齐，可应用抗心律不齐的药物，但注意不能使用钙通道阻滞剂，同时应用丹曲林时可能导致高钾血症。

6. 对症支持治疗

继续监测 O_2 和 CO_2、体温、心电等生命体征，同时还需监测血气分析、电解质、磷酸肌酸激酶、肌红蛋白、心肌酶谱的动态变化。需保持尿量＞2 mL/（kg·h），可使用呋塞米 0.5～1 mg/kg 或甘露醇 1 g/kg 进行利尿，同时静脉滴注晶体溶液（乳酸林格液）必要时加用抗生素预防感染，建立有关监测措施，如测 EA 血气分析等，必要时加用适量激素。MHAUS 推荐，MH 患者至少在观察室观察 36 小时，以防复发

五、药物治疗

虽然 MH 病情凶险、致死率高，但并非无药可救，其治疗的特效药

物是丹曲林（骨骼肌松弛剂），它可扭转 MH 的高代谢状态。丹曲林是一种水合钠盐，其水合盐含水约 15%（3.5 个结晶水），相对分子质量为 399，其无水盐丹曲林的相对分子质量为 336。丹曲林治疗 MH 的可能机制是通过直接抑制肌浆网内钙离子释放，在骨骼肌兴奋 – 收缩偶联水平上发挥作用，使骨骼肌松弛，而对心脏和胃部平滑肌无明显作用。丹曲林不影响神经肌肉接头的功能，也不影响骨骼肌纤维膜电活动。丹曲林的药动学特性为二房室模型，其中央室分布容积为（3.24 ± 0.61）L、周围室分布容积为（22.94 ± 0.53）L、稳态分布容积为 26.14 L、血浆分布半衰期为 1 ～ 6 分钟，在健康志愿者体内，半衰期为 5 ～ 8 小时，在 MH 中会延长，其消除半衰期为 10 ～ 12 小时。该药在体内通过肝微粒体酶降解，代谢物经尿和胆汁排出，另有 4% 以原形从尿中排出。该药的首次给药剂量为 2.5 mg/kg，每 5 分钟可追加 1 次，直至症状消失，最大剂量可达 10 ～ 20 mg/kg，一般不超过 40 mg/kg。

为防止 MH 复发，可间隔 10 ～ 12 小时给予丹曲林 2.5 mg/kg。Harrision 提出丹曲林应个体化给药，根据患者病情给予治疗。该药的不良反应包括肌无力、高血钾、消化系统紊乱和血栓性静脉炎等，它与维拉帕米合用可产生显著的心肌抑制作用。临床所用的丹曲林针剂是冻干制剂，使用时需用蒸馏水溶解。目前国外丹曲林钠针剂有 2 种剂型：REVONTO 和 RYANODEX。其中 REVONTO 每瓶含有 20 mg 丹曲林和 3 g 甘露醇，使用时每瓶用 60 mL 蒸馏水溶解稀释，需要充分摇动瓶子直到溶液清澈透明（需 6 ～ 7 分钟）；RYANODEX 每瓶含 250 mg 丹曲林和 125 mg 甘露醇，使用时每瓶用 5 mL 蒸馏水溶解稀释，其溶解性较 REVONTO 有所提高（1 分钟内即可溶解）。目前，国内大陆尚无此药。现在除针剂外，国外已有丹曲林口服片剂，保存期较丹曲林针剂更长，价格比静脉制剂便宜且可以预防性给药，口服后有效血药浓度可维持 6 ～ 18 小时，肌无力和血栓等不良反应均明显减轻，但是在紧急抢救时不如静脉制剂效果确切。MHAUS 颁布的 MH 治疗草案中指出，MH

发作时，丹曲林静脉输注量为 2.5 mg/kg，必要时可提高至 10 mg/kg，丹曲林的用量是没有上限的。MH 发生后 24 ～ 48 小时内，每 6 小时静脉输注丹曲林，剂量为 1 mg/kg。研究表明只有在镁离子积累的情况下，丹曲林才对终止 MH 有效。丹曲林治疗 MH 的作用已得到公认，但在很多国家的医院或医疗中心的存储和使用情况并不乐观。在使用丹曲林治疗的过程中还存在一些并发症，肌无力、静脉炎和胃肠道不适较常见，但几乎不会危及生命。MH 患者接受丹曲林治疗后应继续密切观察 48 ～ 72 小时，25% 的患者可能会复发。

丹曲林治疗 MH 的疗效于 1975 年首次在 MH 易感猪中被描述。丹曲林与 RYR1 异构体结合，降低细胞内钙浓度，有效逆转 MH 的病理状态。在发现丹曲林作为 MH 的特异性解毒剂之前，死亡率高达 80%。在将丹曲林引入临床实践后，死亡率已经降低到大约 5%。预防性使用丹曲林是不推荐的，即使在已知的 MH 易感性或有明确家族史的情况下，如果手术前给药，MHAUS 推荐剂量为 2.5 mg/kg，麻醉前 30 分钟静脉给药。麻醉机必须按制造商规定冲洗，这可能需要大约 2 小时。然而，在紧急情况下，也必须至少进行 90 秒的麻醉机冲洗。

将活性炭过滤器连接到麻醉机的吸气和呼气肢体上。使用最大值新鲜气体流动 30 分钟。活性炭过滤器最多可使用 12 小时。为 MHS 患者选择的麻醉技术取决于麻醉师的临床判断，应考虑程序和程序所需的内容和患者的共患病。局部或全身麻醉应该是在可能的情况下选择的技术。如果无法进行局部麻醉，那么必须使用无触发器的全身麻醉。MH 和 MHS 患者可在一般康复单元恢复。没有证据支持 MHS 患者在平静的麻醉之后需在危重护理环境中进行管理。如果 MHS 患者符合日间手术标准，则可考虑进行日间手术。

丹曲林国际应用情况：丹曲林作为治疗 MH 的特效药物，在 20 世纪 80 年代投入临床使用后，世界各国 MH 患者的病死率由接近 100% 降至 5% ～ 10%。美国食品药品监督管理局批准使用丹曲林前，MH 的病死率是 64%，到 2000 年已降至 16.9%，2005 年降至 6.5%。发达国家已将丹曲林作为医院手术室的必备抢救药物，制定了明确的抢救流程和定期培训计划，是医院安全和质控的重要内容，并接受年度例行检查。

丹曲林国内应用情况：在我国大陆，丹曲林是典型的“孤儿药”，目前临床上既无进口的正规渠道，也无国内生产的丹曲林。主要原因如下：

（1）从国外进口（包括国外捐赠）的丹曲林不仅需要经过国家食品药品监督管理局审批注册，而且须提供丹曲林药品检验报告，经海关审批。即便走进口“绿色”通道，也需要 2 ～ 3 年时间，导致进口的丹曲林几乎已超过了有效期，没有备用价值。

（2）国内研发丹曲林不仅研发成本高，周期长，即便研发成功，其使用时间和数量也具有不确定性，缺少盈利空间，还要承担药品过期销毁的管理风险。

长期以来，我国对于突发的 MH 抢救措施基本上是应用物理降温、纠正内环境紊乱、血液透析、器官保护等对症处理，抢救成功率较低。

目前认为骨骼肌细胞 RYR1 介导的 Ca^{2+} 浓度失控性升高是 MH 疾病发生的主要机制。高浓度 Mg^{2+} 对骨骼肌肌浆网内 RYR1 介导的 Ca^{2+} 通道的开放和 Ca^{2+} 诱发的 Ca^{2+} 释放（Ca^{2+} induced Ca^{2+} release，CICR）均有抑制作用，从理论上推测，硫酸镁可能通过抑制组织细胞内 Ca^{2+} 浓度失控性升高，从而对 MH 的防治有一定作用；但细胞学和整体动物实验研究结果与理论推测并不完全吻合。

硫酸镁对 MH 的潜在治疗作用可能与其抑制钙离子从肌浆网释放、抑制儿茶酚胺释放减少的高动力学反应有关。硫酸镁的剂量需要足够大才能显示出一定的 MH 防治效果。根据猪 MH 模型的经验，硫酸镁的用量至少需要负荷量 100 mg/kg，然后以 0.5 ～ 1 mg/（kg·min）维持才能达到一定的减轻 MH 发作程度的效果；但在应用期间要密切留意心电变化，警惕短时间内静脉输注大剂量硫酸镁有导致心搏骤停的风险。

另外必须强调，采用硫酸镁只是协助治疗，依据 MH 标准治疗流程应积极寻求特效药丹曲林并尽早应用，并积极采用降温、血液滤过等对症支持措施。

治疗 MH 的特效药丹曲林，由于价格昂贵、药品保质期短等因素导致中国（包括中国台湾地区）、印度和部分发达国家丹曲林的储备和供应存在相对短缺的状况，因此硫酸镁作为对 MH 治疗可能有所帮助的药物还是值得肯定的；应用丹曲林同时应用硫酸镁可能有助于提高丹曲林的疗效。

终板动作电位经骨骼肌细胞横管扩布至肌细胞深部三联管，终池钙通道开放，释放 Ca^{2+} 进入胞质，胞质 Ca^{2+} 浓度升高并与肌钙蛋白结合，引发肌肉收缩。一旦动作电位停止，肌细胞膜复极化开始，肌浆网将 Ca^{2+} 泵回终池，胞质内 Ca^{2+} 浓度下降，Ca^{2+} 与肌钙蛋白脱离，肌肉舒张。骨骼肌肌浆网膜上 RYR1 与 DHPR 偶联，介导 Ca^{2+} 从肌浆网（SR）和内质网释放，调节骨骼肌的收缩。在骨骼肌细胞内，Mg^{2+} 能与 RYR1 结合，也能与钙调蛋白、肌钙蛋白、肌球蛋白、小清蛋白等结合，通过钙镁竞争性关系来抑制 Ca^{2+} 的生理效应。Mg^{2+} 的正常生理变动并不能影响肌浆网上 Ca^{2+} 泵的活动，因为去极化电压敏感型钙通道兴奋可使 Mg^{2+} 从通道的结合部位上游离下来而取消 Mg^{2+} 对 Ca^{2+} 释放的抑制作用，以保证兴奋－收缩偶联的顺利进行。当肌浆的 Mg^{2+} 降低达 0.05 ～ 0.1 mmol/L 时，即使低浓度的 Ca^{2+} 也能迅速诱发 Ca^{2+} 从肌浆网释放出来。高 Mg^{2+} 对骨骼肌细胞 RYR1 和 Ca^{2+} 活动的抑制作用引发了学者们对 Mg^{2+} 用于 MH 治疗研究的兴趣。

参考文献

[1] GLAHN K P，ELLIS F R，HALSALL P J，et al. Recognizing and managing a malignant hyperthermia crisis：guidelines from the European Malignant Hyperthermia Group[J]. Br J Anasesth，2010，105（4）：417-420.

[2] 刘书婷，孙妮，王颖，等 . 恶性高热研究进展 [J]. 重庆医学，2016，45（6）：836-838.

[3] BIRGENHEIER N，STOKER R，WESTENSKOW D，et al. Activated charcoal effectively removes inhaled anesthetics from modern anesthesia machines[J]. Anesth Analg，2011，112（6）：1363-1370.

[4] GLAHN K P，ELLIS F R，HALSALL P J，et al. Recognizing and managing a malignant hyperthermia crisis：Guidelines from the European Malignant Hyperthermia Group[J]. Br J Anaesth，2010，105（4）：417-420.

[5] SCHUSTER F，JOHANNSEN S，ROEWER N. Helsinki declaration on patient safety in anaesthesiology-Part 3：SOP for malignant hyperthermia[J]. Anasthesiol Intensivmed Notfallmed Schmerzther，2013，48（3）：162-164.

[6] JUNGBLUTH H. Central core disease[J]. Orphanet J Rare Dis，2007，2：25.

[7] CORONA B T，HAMILTON S L，INGALLS C P. Effect of prior exercise on thermal sensitivity of malignant hyperthermia-susceptible muscle[J]. Muscle Nerve，2010，42（2）：270-272.

[8] YUEN B，BONCOMPAGNI S，FENG W，et al. Mice expressing *T4826I-RYR1* are viable but exhibit sex and genotype- dependent susceptibilitytomalignant hyperthermia and muscle damage[J]. FASEB J，2012，26（3）：1311-1322.

[9] 吕梦竹，郭澍，周游 . 整形外科手术恶性高热相关防治 [J]. 中国美容整形外科杂志，2019，30（9）：574-575，578.

[10] ROSENBERG H，DAVIS M，JAMES D，et al. Malignant hyperthermia[J]. Orphanet J Rare Dis，2007，2：21.

[11] PATIL P M. Malignant hyperthermia in the oral and maxillofacial surgery patient：an update[J]. Oral Surg Oral Med Oral Pathol Oral Radiol Endod，2011，112（3）：e1-e7.

[12] 唐瞻贵，苏彤，蒋灿华，等．恶性高热的对比研究 [J]. 口腔医学纵横，2002，18（2）：115-116.

[13] 唐瞻贵，王永贵，郭新程，等．唇裂全麻术后恶性高热的诊断与治疗 [J]. 华西口腔医学杂志，1996，14（1）：41-44.

[14] LIU Y H，SHANG Z D，CHEN C，et al. ‘Cool and quiet’ therapy for malignant hyperthermia following severe traumatic brain injury：a preliminary clinical approach[J]. Exp Ther Med，2015，9（2）：464-468.

[15] DAGESTAD A，HERMANN M. Keeping cool when things heat up during a malignant hyperthermia crisis[J]. Nurs Womens Health，2017，21（5）：338-347.

[16] LIU S T，LIU L F，WANG S Y. Treatment of Malignant Hyperthermia without Dantrolene in a 14-year-old Boy[J]. Chin Med J（Engl），2017，130（6）：755-756.

[17] SAFETY COMMITTEE OF JAPANESE SOCIETY OF ANESTHESIOLOGISTS. JSA guideline for the management of malignant hyperthermia crisis 2016[J]. J Anesth，2017，31（2）：307-317.

[18] HOPKINS P M，RUFFERT H，SNOECK M M，et al. European Malignant Hyperthermia Groupguidelines for investigation of maligant hyperthermia Groupguidelines for investigation of malignant hyperthermia susceptibility[J]. Br J Anasesth，2015，115（4）：531-539.

[19] 唐瞻贵，步荣发，郭伟，等．口腔医疗中恶性高热临床诊治中国专家共识 [J]. 中国口腔颌面外科杂志，2020，18（1）：1-9.

[20] 周奖，唐瞻贵．口腔诊疗中恶性高热的研究进展 [J]. 口腔医学研究，2020，36（4）：314-317.

[21] 黄继涛，刘超，刘玫．恶性高热症研究进展 [J]. 西南军医，2010，12（2）：325-327.

[22] MCCARTHY E J. Malignant hyperthermia：pathophysiology，clinical presentation，and treatment[J]. AACN Clin Issues，2004，15（2）：231-237.

[23] HOPKINS P M. Malignant hyperthermia：advances in clinical management and diagnosis[J]. Br J Anaseth，2000，85（1）：118-128.

[24] 王颖林，郭向阳，罗爱伦 . 恶性高热诊断和治疗的研究进展 [J]. 中华麻醉学杂志，2006，26（1）：92-94.

[25] GLAHN K P，ELLIS F R，HALSALL P J，et al. Recognizing and managing a malignant hyperthermia crisis：guidelines from the European Malignant Hyperthermia Group[J]. Br J Anasesth，2010，105（4）：417-420.

[26] 徐懋，郭向阳，曹锡清 . 恶性高热的紧急救治 [J]. 麻醉安全与质控，2018，2（4）：227-228.

[27] KRAUSE T，GERBERSHAGEN M U，FIEGE M，et al. Dantrolene：-a review of its pharmacology，therapeutic use and new developments[J]. Anaesthesia，2004，59（4）：364-373.

[28] PEDRANSKI T，BOUILLON T，SCHUMACHER P M，et a1. Compartmental pharmacokinetics of dantrolene in adults：do malignant hyperthermia association dosing guidelines work？ [J]. Anesth Analg，2005，101（6）：1695-1699.

[29] 中华医学会麻醉学分会骨科麻醉学组 . 中国防治恶性高热专家共识 [J]. 中华医学杂志，2018，98（38）：3052-3059.

[30] HARRISON G. Dosage of dantrolene：“empiric” please！ [J]. Anaesth Intensive Care，2003，31（1）：122.

[31] KOLB M E，HORNE M L，MARTZ R. Dantrolene in human malignant hyperthermia[J]. Anesthesiology，1982，56（4）：254-262.

[32] KRAUSE T，GERBERSHAGEN M U，FIEGE M，et al. Dantrolene-a review of its pharmacology，therapeutic use and new developments[J]. Anaesthesia，2004，59（4）：364-373.

[33] SHARMA A，KARNIK H，KUKREJA S，et al. Malignant hyperthermia：dantrolene sodium-a must have[J]. Indian J Anaesth，2012，56（2）：212-213.

[34] 郭向阳，罗爱伦 . 恶性高热 [J]. 中华麻醉学杂志，2001，21（10）：604-606.

[35] 食品药品监管总局，民政部，国家卫生计生委，等 . 捐赠药品进口管理规定 [EB/OL].（2016-05-20）[2016-06-02]. https://www.nmpa.gov.cn/xxgk/fgwj/gzwj/gzwjyp/20160602152401535.html.

[36] XU Z H，LUO A L，GUO X Y，et al. Malignant hyperthermia in China[J]. Anesth Analg，2006，103（4）：983-985.

[37] WANG Y L，LUO A L，TAN G，et al. Clinical features and diagnosis for Chinese cases with malignant hyperthermia：a case cluster from 2005 to 2007[J]. Chin Med J（Engl），2010，123（10）：1241-1245.

[38] 王颖林，郭向阳．治疗恶性高热的孤儿药——丹曲林钠 [J]. 药学进展，2017，41（8）：579-582.

[39] SZENTESI P，COLLECT C，SRKZIS，et al. Effects of dantrolene on steps of excitation-contraction coupling in mammalian skeletal musclefibers[J]. J Gen Physiol，2001，118（4）：355-375.

[40] CANNON S C. Mind the magnesium，in dantrolene suppression of malignant hyperthermia[J]. Proc Natl Acad Sci U S A，2017，114（18）：4576-4578.

[41] MEISSNER G. The structural basis of ryanodine receptorion channel function[J]. J Gen Physiol，2017，149（12）：1065-1089.

[42] CULLY T R，EDWARDS J N，LAUNIKONIS B S. Activation and propagation of Ca^{2+} release from inside the sarcoplasmic reticulum network of mammalian skeletal muscle[J]. J Physiol，2014，592（17）：3727-3746.

[43] LAMB G D，CELLINI M A，STEPHENSON D G. Different Ca^{2+} releasing action of caffeine and depolarisation in skeletal musucle fibres of the rat[J]. J Physiol，2001，531（Pt 3）：715-728.

[44] 刘瑞莲，许学兵．硫酸镁在恶性高热治疗中的作用 [J]. 临床麻醉学杂志，2019，35（1）：85-87.

第 11 章

恶性高热的预防和病例建库

第1节 恶性高热的预防

随着各类麻醉药物在临床医学中得到越来越广泛的应用，我国MH的病例数逐年上升。MH是目前所知唯一可由常规麻醉剂引起、在围手术期可致患者死亡的疾病。患者平时无异常表现，在全麻过程中接触挥发性吸入麻醉剂（如氟烷、恩氟烷、异氟烷等）和去极化肌松药（琥珀酰胆碱）后，突然出现骨骼肌强直性收缩，产生大量能量，导致体温持续快速增高，在没有特异性治疗药物与针对性规范化治疗流程干预的情况下，一般的临床降温措施难以控制体温的急剧增高，最终患者可发展为多器官功能衰竭而死亡。MH发生率虽低，但发病突然，进展迅速而且凶猛，病死率很高。尽管该病有特效的治疗药物丹曲林，但该药在国内仅有少数几所医院备存，且价格昂贵、保存困难，故在大多数情况下，出现MH时患者不能及时得到丹曲林的治疗。既然MH极其罕见，而一旦发生又危及生命，那么预防就是最重要的措施。积极预防，争取早期发现、早期抢救，是目前在国内缺少已知唯一的特效药物丹曲林的有限情况下，能够有效救治MH患者、降低病死率的关键。

我国报道的MH病例以青少年、儿童居多，男性多于女性，主要以普外科、骨科、整形外科治疗和头面部手术为主，其余类型手术均为散发病例，在这些高发类型的手术中，畸形修复手术的比例很高，尤其以唇腭裂修补和脊柱侧弯矫形术2种手术类型最多。MH是基因突变所引起的常染色体显性遗传性疾病，而畸形修复手术患者由于先天性畸形，本身可能存在基因的突变，故而合并MH致病基因的风险要较普通人群更高，在临床工作中，这类畸形患者手术麻醉时应时刻警惕可能出现的MH，做到术前仔细评估，术中加强监测，及早发现病情变化，及时处理，术后返回病房的患者，出现异常体温增高者，仍须警惕 MH，做到及早诊断、及时处理。

近年来，虽然国内外关于 MH 的发病机制、诊断和治疗相关研究有了很大的进展，但我国恶性高热病例的病死率仍然较高，除了唯一特效药丹曲林的缺乏以外，广大临床医师对 MH 的重视和了解不足导致不能及时诊断并给予有效的治疗措施也是造成 MH 病例的病死率难以降低的一个很重要的原因。根据我国实际条件，MH 的预防首先应该提高医护人员对 MH 的重视和相关知识的了解，重视患者入院病史的资料收集，做好患者术前访视，加强围手术期监测，尤其是 $ETCO_2$ 和体温的监测，做到早期发现、早期诊断、早期救治，有利于抢救患者的生命，降低 MH 的病死率。

MH 患者存在基因缺陷，有遗传病史，术前做好访视工作，应详细询问患者病史及其家族成员是否有过 MH 的发作史，并特别注意其有无肌肉病、麻醉后高热等个人史和家族史，通过询问以上信息可以掌握患者入院评估的第一手资料；对 MHS 患者应尽可能地通过术前 CHCT、IVCT 明确诊断，指导麻醉用药，同时避免使用诱发 MH 的药物，麻醉方法应尽量选用局部麻醉或神经阻滞，全身麻醉时禁用挥发性吸入麻醉剂和琥珀酰胆碱，也应慎用氯胺酮。IVCT 是诊断 MH 的金标准，对于 MH 易感者或有 MH 家族史的患者术前筛查具有重要价值，然而该诊断方法费用昂贵，且需要辅以外科手术，所以在国内仅有几所医院开展，加之 MH 的发病率本身较低，故该项检查的临床推广受到了一定程度的局限。

MH 初期主要表现为 $ETCO_2$ 上升，可为临床诊断提供有力线索。Baudendistel 等提出当患者通气正常时，术中出现 $ETCO_2$ 不明原因升高，应怀疑 MH。所以应进一步完善术中监测仪的配备，特别是 $ETCO_2$ 的监测，以期尽早发现 MH 并采取必要的治疗措施。此外，其他早期表现如快速性心律失常、呼吸机上的钠石灰异常发热、不明原因酸中毒、体温骤然升高等都应警惕 MH 的发生。体温升高是 MH 的特征表现，但往往出现较晚，说明手术过程中除了脉搏、血压、心电图等常规监测外，还应监测 $ETCO_2$ 和体温，并密切观察患者病情变化。麻醉医师应该熟悉 MH 的发病原因、临床表现，能够做到及时发现患者术中的异常情况，与手术医师一起预防 MH 发生并积极配合抢救，可以使患者在最短的时间内得到有效的治疗，做到早发现、早诊断、早治疗，有利于抢救患者的生命，降低患者的死亡率，提高救治率；同时手术室应常规配备降温毯、冰帽、冰袋、冰盐水等物理降温物品，以备术中随时使用。如果条件允许，手术室应备有 MH 的唯一特效药丹曲林。

MHS 通常具有遗传缺陷，较正常人群容易出现由常用的挥发性吸入麻醉剂和去极化肌松药（琥珀酰胆碱）诱发的急性肌病高代谢状态，但几乎所有 MH 易感者在非麻醉状态下不存在表型改变，只有暴露于“可触发”麻醉药物下或行特异性诊断试验时，才可能表现出 MH 的临床症状。有研究报道，MHS 人群往往在 MH 反应发生前都经历过不止一次的麻醉过程，而并没有发生类似的异常反应。MH 易感人群的真实发生率尚不清楚，因为 MH 是一种无声的疾病，直到在麻醉过程中才有可能暴露出来。

在麻醉前对 MH 易感者的确定和制定合适的麻醉方案是预防 MH 发作的重要方法。MH 易感性的测试通常在 MHS 的亲属或 MH 可疑临床事件的患者中进行，有 CHCT/IVCT 和分子基因检测 2 种诊断选择。家族性 MH 突变的患者通常进行基因检测。MH 易感性可以通过诊断 MH 相关基因突变的存在来证实，但不存在 MH 基因突变也不能轻易排除 MH 易感性。诊断 MH 易感性的唯一金标准是 CHCT 和 IVCT，一旦确定 MHS，应制定相应的麻醉方案，首先尽量选择区域阻滞麻醉或局部麻醉。对于必须接受全麻的 MHS，应严格避免使用相关触发药物，选用其他静脉麻醉剂实施麻醉。当患者在手术前已知是 MHS 时，通过使用安全的非触发麻醉剂可以很容易地避免 MH 发作。明确为 MHS 的人应该避免处于极端的高温环境下，避免或谨慎在高温环境下剧烈活动，但不应限制其活动，除非有明显的横纹肌溶解和（或）中暑的病史。

一、与恶性高热易感性相关的先天性肌病

由于相似的代谢改变和可能的基因突变致病因素，先天性肌病与 MH 有较密切的联系。有研究报道先天性肌病患者在接受全麻过程中对 MH 触发性药物的敏感性更高。先天性肌病是包括从出生时到青少年时期发生的肌肉疾病，大多都具有家族遗传性，可分为非进行性先天性肌病和先天性肌营养不良。非进行性先天性肌病如 CCD、MmD、杆状体肌病等，多数发展比较缓慢，肌肉组织检查可发现轴空、中央核、杆状体等典型的特征性变化。先天性肌营养不良的预后一般较差。以下我们着重讨论其中关注较多的几种肌病。

（一）中央轴空病

CCD 是罕见常染色体显性遗传肌病。以缓慢、非进展性、对称性的骨骼肌肌张力减退，运动发育迟缓，CK 增加为主要临床表现。病理表现为肌纤维的中心处有单独的周边境界清晰的轴空样结构，由此而得名。CCD 与 MH 为等位基因病，CCD 的突变位点现大多集中于 *RYR1* 上的第三热点区域，即 MHS/CCD3 区。现已证实 CCD 患者有较高发生 MH 的可能性。

（二）多微小轴空病

MmD 是一种进展缓慢的罕见的遗传性先天性肌病。症状与 CCD 相似，但它常波及轴向器官，如呼吸系统、延髓、球外肌肉等。与 CCD 类似，其症状比较平稳，CK 正常或轻度增高，骨骼肌纤维微小轴空样改变是其病理学特征性改变。在组织化学分析中发现存在多个点片状氧化酶活性降低或缺失的区域。MmD 有 4 种亚型。至少有 10 个 *RYR1* 基因位点突变与 MmD 有关，且遍布于 *RYR1* 上。MmD 患者出现 MH 发

作的报道尚比较少，且没有明确证据证明与 *RYR1* 上某一特定位点突变有关。在一个大型 MH 报告中指出，大多数 MHS 个体中有 MmD 的组织病理学特征表现，而并没有相应临床表现。尽管并没有规定对 MmD 患者使用吸入麻醉剂是绝对禁忌，但考虑到二者同为 *RYR1* 基因突变所致，在对待该类患者时仍应谨慎使用吸入麻醉剂。

（三）先天性肌营养不良症

先天性肌营养不良症是一种常染色体隐性遗传病，包括出生或婴儿期出现的肌无力和肌张力低，部分可累及中枢神经系统的一类疾病。大量研究表明肌营养不良症的患者发生 MH 的风险更高。但有研究对报道肌营养不良的病例进行归纳发现，在临床上先天性肌营养不良的患者与正常人相比并没有更高的 MH 发病率，但他们也发现该类患者在麻醉后往往有心脏并发症存在，其中吸入麻醉剂可能诱发 MH 样反应或横纹肌溶解，在使用琥珀酰胆碱时则出现致命高钾血症的风险增加。

二、恶性高热易感者的麻醉处理

通过 CHCT/IVCT 或基因检测确定了 MH 易感的人群往往有详尽的既往病史记录可以查询，但是在麻醉前访视仍需询问相关病史，包括有无特殊麻醉史、MH 相关家族史、MH 相关肌病史等（表 11-1）。其中需注意的是，有 CCD、MmD 和其他肌病史的患者发生 MH 的风险可能较常人高，麻醉前须在神经科完善相关检查以明确诊断和治疗方案，所以该类患者也应当作为 MHS 对待。对于已知的 MHS 或存在与 MH 易感性相关肌病的患者，尽量采取局部麻醉或区域阻滞麻醉。如果需要接受全身麻醉或使用镇静药，则应避免使用挥发性吸入麻醉剂和琥珀酰胆碱。所有的静脉麻醉剂和非去极化肌松药均可安全使用。宜谨慎应用钙通道阻断药，尤其在使用丹曲林时，两者并用不仅有诱发高钾血症的危险，同时还可促使高钾血症激发易感的骨骼肌发生 MH。MHS 接受全身麻醉时可使用全凭静脉麻醉（total intravenous anesthesia，TIVA），而非易感者可以常规选择吸入麻醉。吸入麻醉剂具有起效快、作用全面等特点，在某些紧急情况下甚至不需要开放静脉通路，且其麻醉深度可控性较好、效果稳定，而进行 TIVA 时须同时监测麻醉深度以防止发生术中窒息等并发症。如果 MH 易感者接受上述麻醉而未出现任何异常，可将其作为普通患者来处理。同时，有条件的医院手术室应当配备未使用过挥发性麻醉剂的“清洁”麻醉机，虽然吸入麻醉剂引发 MH 是呈剂量依赖性的，但我们尚不清楚各吸入麻醉剂具体的触发阈值，所以只有使用“清洁”麻醉机才是安全的。另外，应有足够剂量的丹曲林备用，而不提倡预防性使用。最后，对于 MHS 的术后管理，传统观点认为，在没有使用触发性麻醉剂的情况下，MHS 也仍须在重症监护室中留观 4 个小时，现多认为这是没有必要的。

表 11-1　MH 可能的相关易感因素（各因素与 MHS 相关性由高到低排列）

高	亲属中有 MHS（包括 CHCT/IVCT、基因检测或发生过疑似 MH 的情况）
↓	有 CCD 病史
↓	有 MmD 病史
↓	有不明原因的发热史（经过详细检查后）
↓	有不明原因的横纹肌溶解综合征（经过详细检查后）
↓	有尿液加深的病史
低	有热射病病史

综上所述，MH 病死率高，但如果术前能早期预测，即可有效避免。根据临床经验，笔者认为遵循以下原则和检查，可以早期预测：

（1）对先天性畸形患者，如先天性骨骼肌肉畸形（先天性肌强直症、脊柱侧弯）、先天性唇腭裂、与 MHS 相关的肌病（CCD、MmD、先天性肌营养不良症）等，如须手术治疗时，因为其发生 MH 的风险较高，所以应将其当作 MHS 对待。

（2）详细询问家族史：据文献报道，MH 患者多数存在家族史。

Britt 等分析 60 例 MH 患者，其中 43 例有家族遗传史。Issacs 曾报道过一家 14 人，经 19 次全麻手术，有 3 人死于 MH。Denborough 亦报道过一家 35 人，有 10 人死于全麻，其中 3 人已明确是 MH 致死。

（3）必要时术前在局麻下切取活体骨骼肌肉组织进行 IVCT 检测以明确患者是否为 MHS。

（4）对确定为 MHS，而又必须手术治疗时，应避免使用易诱发 MH 的全身麻醉剂而选用其他麻醉剂（表 11-2）。

表 11-2　MHS 用药指南

MH 触发药物	吸入麻醉剂	氟烷、乙醚、异氟烷、地氟烷、恩氟烷、七氟烷等
	琥珀酰胆碱	
MHS 安全用药	巴比妥类麻醉剂	地西泮
		依托咪酯
		氯胺酮
		美索比妥
		咪达唑仑
		苯巴比妥
		丙泊酚
		硫苯妥钠
		笑气
	局部麻醉剂	丁卡因、丁哌卡因、利多卡因、罗哌卡因、甲哌卡因、普鲁卡因等
	阿片类药物	芬太尼、舒芬太尼、瑞芬太尼、吗啡、纳洛酮
	非去极化肌松药	
	非甾体类抗炎药	
慎用药物	儿茶酚胺类	
	氟哌啶醇	
	吩噻嗪类	

第 2 节　恶性高热的病例建库

早期发现、早期治疗是降低 MH 病死率的有效措施，对 MH 和 MH 易感人群的统一信息管理也尤为重要。近些年来，随着我国医疗行业的发展，全麻药物的普及、$ETCO_2$ 等监测技术在临床上的应用越来越广泛，临床上发现 MH 的发病概率较以往有所提高，说明医务工作者们对其警惕性有所增强，抢救成功率也有了明显提高。但我国仍缺乏类似美国恶性高热协会、北美恶性高热登记处、欧洲恶性高热小组等全国性、地区性的 MH 上报机构，缺乏统一、标准的 MH 诊疗常规，CHCT/IVCT 只是在局部地区开始应用，尚未推广实行，且目前仍然以临床诊断为主。MH 病因多且复杂，发作迅速且猛烈，具有潜在致死性，国内医务工作者对该病的认知有待提高，并且大部分医院缺乏丹曲林储备，所以对 MH 的诊疗需要进一步的深入研究，包括流行病学调查、治疗方案的选择与治疗效果的随访、特异性药物的临床研究等。积极预防、及时明确诊断和有效治疗是降低 MH 患者病死率的关键，为达到上述目标，需要充分了解 MH 的特征和相关危险因素，并需要大量的临床病例数据支持。目前，我国 MH 病例缺乏全国性的详细数据资料，在全国范围内，各个医疗机构都保存着对 MH 的病例资料，然而各个机构之间不能便捷地共享病例资料。由于数据不能共享，故我国专科病例数据库相对落后，更不可能形成像欧美发达国家一样的国家级数据库，而单中心的结果又不具有很强的说服力，因此，亟需在全国范围内组织进行 MH 患者信息的登记，建立一个大样本、多中心、高层次的数据库研究平台，分析 MH 治疗现状并发现问题，研究并推广 MH 专病研究的新思路、新方法。

20世纪70年代，国外最初开始在临床方面使用数据库技术，产生了服务于临床的病例数据库，如1970年美国就已将临床数据库的技术运用于急诊医疗系统，至20世纪80年代，随着我国计算机技术的发展与推广、临床医疗的需求和数据库理念的传播，借鉴了国外先进经验，国内也逐步出现符合中国诊疗国情的临床数据库。现代医学对疾病资料的管理越来越重视，不同病种的临床病例数据库数量逐年增多，近年来尤其注重开发单病种数据库，建立单病种数据库更加有助于疾病的深入研究。目前，国内已经建立了血液病数据库、肝癌数据库等。单病种数据库主要是针对某一特殊病种建立的数据库，包括患者的一般信息资料、临床诊疗信息、治疗情况、随访资料和预后等，且单病种数据库是能够对疾病的发生、治疗、转归等进行记录的大数据库。该类数据库的建立有助于对特殊病种的病例信息进行规范化收集和管理、实现对疾病的回顾分析，对病例资料的统计回顾、整理分析势必会对临床诊疗的发展起到积极推动作用。以往的MH临床文献，大多是回顾性研究，没有前瞻性的大数据资料，更非统一的软件自动化、规范化病例分析，可信度差，对MH的基础与临床研究缺乏指导性作用，也浪费了大量的临床信息资料。一般的医院电子病历信息系统只能提供医师为患者进行诊治资料，支持查阅一些有限的病史资料，不能将病例信息进行有效的统计和分析。MH病例数据库的建立，可有效聚集该病种的资料，扩大临床研究、流行病学调查的数据量，这对于医学研究是至关重要的。基于目前先进的计算机技术，建设合理、安全、有效的MH数据库是可行的。通过病例数据库的建立将各个医疗中心临床上发现的MH病例数据信息以组织形式进行安全存储、统一管理和准确分析，不仅方便病案的信息化管理，而且为医务人员提供了较为可靠的基础数据，利于临床诊疗、教学和科研工作的开展。

在网络快速发展的时代，临床病例数据库系统不仅可以与医疗机构的电子病历系统相结合，还可以通过互联网进行浏览、检索、操作，即时更新患者的病例资料数据，将合作医疗机构存有的病例资料汇聚成大数据来加强临床研究的可信度。临床上数据库的管理为患者的信息管理、临床研究、指导分析提供了可靠的依据；在使用过程中，不仅仅局限于回顾性研究，对于前瞻性研究同样提供了一个理想的平台；数据库的分析将会给临床医师提供更多的循证医学证据，而非单纯依靠个人经验诊疗，从而提升临床疗效。因此，通过收集全国多所医疗中心的 MH 患者资料，建立线上 MH 数据库，统一规范化管理 MH 病例资料，实现病例资料共享，并使该数据系统具有对 MH 的流行病学研究、诊断方法和治疗方法的选择、疗效和其影响因素进行分析与统计的功能，构成一个具有统计分析功能和检索功能的样本数据库，可为规范 MH 的临床治疗奠定基础，这无疑对该病种的研究进展具有重要的价值。

近些年出现的大数据、精准医疗的理念，更是要求临床建设基于计算机网络、云数据的高质量、高智能化数据库。随着大数据技术的应用和普及，医疗大数据拥有广阔的发展前景。面对海量的医疗数据，收集大样本、客观的临床资料，建立相关疾病的大数据库越来越受到医务工作者的重视。医学大数据库运用临床流行病学和医学统计学方法分析临床数据，研究相应疾病的危险因素、诊断、治疗等方面，根据其分析结果改进临床治疗方案，同时为临床科研提供大量的数据支持。

当今世界，仅凭单中心研究已远远不能胜任科研的需求，多中心研究甚至跨国研究已成为一种趋势。联合建库是突破资源制约，满足临床科研“多中心、大样本”的病例信息需求和建设高质量病例数据库的主要途径。建立统一标准，发展多中心至全国性 MH 数据库，设置相应的权限，使不同的单位对数据的处理和使用受到相应的限制，防止误删、恶意泄露患者隐私等意外的发生，以更好地保护数据。在收集和利用患者信息过程中所产生的相关伦理问题，参与单位都应获取相关的知情同意书，并完善相关的数据库管理规范，申报伦理审批。建立多中心或国家性质的临床数据库，则应有多学科专业人员参与，包括数据库设计建设人员、网络管理人员、医疗专业人员和了解数据库的医务人员。医疗专业人员可负责明确数据库的建设需求与用途，由数据库设计团队进行实际建设，评估其可行性，最后再反馈给了解数据库的医疗人员和科室人员，三方人员的协作也可在互动中不断完善。

参考文献

[1] 杨智，吴晓琴，黄昭，等 . 恶性高热回顾性对比分析 [J]. 临床医学，2010，30（5）：8-11.

[2] 叶衍涓，彭苹，杨艳 . 全麻术中突发恶性高热成功抢救的护理体会 [J]. 解放军护理杂志，2004，21（11）：90-91.

[3] 方印，吴君蓓，丁正年，等 . 国内 1970—2017 年恶性高热报道病例临床分析 [J]. 江苏医药，2018，44（7）：843-846.

[4] BAUDENDISTEL L，GOUDSOUZIAN N，COTE’ C，et al. End-tidal CO_2 monitoring. Its use in the diagnosis and management of malignant hyperthermia[J]. Anaesthesia，1984，39（10）：1000-1003.

[5] MCCARTHY E J. Malignant hyperthermia：pathophysiology，clinical presentation，and treatment[J]. AACN Clin Issues，2004，15（2）：231-237.

[6] GIRARD T，BANDSCHAPP O. Maligne Hyperthermie：Diagnostik konkret [Malignant Hyperthermia-Diagnosis in Practice][J]. Anasthesiol Intensivmed Notfallmed Schmerzther，2019，54（9）：538-548.

[7] KLINGLER W，RUEFFERT H，LEHMANN-HORN F，et al. Core myopathies and risk of malignant hyperthermia[J]. Anesth Analg，2009，109（4）：1167-1173.

[8] 刘书婷 . 恶性高热的研究进展 [D]. 重庆：重庆医科大学，2016.

[9] 庄心良，曾因明，陈伯銮 . 现代麻醉学 [M]. 3 版 . 北京：人民卫生出版社，2003：1028-1031.

[10] BARNES C，STOWELL K M，BULGER T，et al. Safe duration of postoperative monitoring for malignanthyperthermia patients administered non-triggering anaesthesia：an update[J]. Anaesth Intensive Care，2015，43（1）：98-104.

[11] 侯长凯 . 多中心脑动脉瘤数据库的建立与初步应用 [D]. 天津：天津医科大学，2019.

[12] 胡方方 . 卵巢癌大数据库的建立及其病例特点 [D]. 郑州：郑州大学，2018.

[13] 黄载伟 . 功能性胃肠病数据库的建立与功能分析 [D]. 广州：南方医科大学，2015.

[14] 徐亚东，赵过超，吴文川 . 我国临床数据库的构建现状 [J]. 中国实用外科杂志，2016，36（10）：1125-1128. .

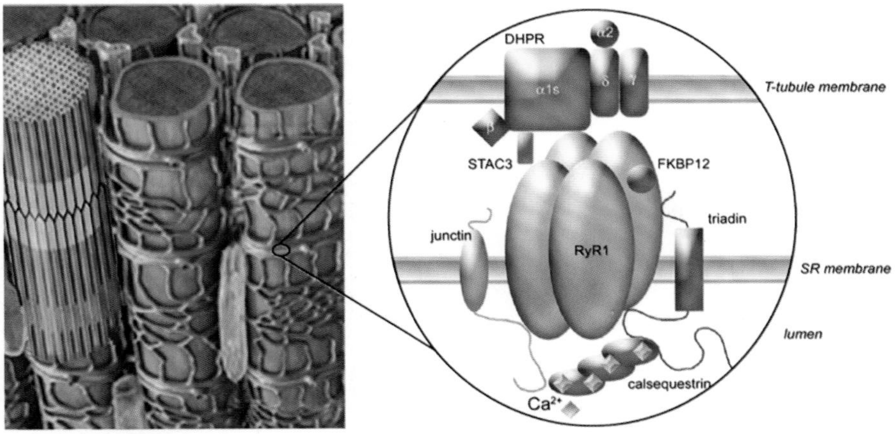

图 3-1　RYR1 蛋白在肌浆网上与其他蛋白的关系（正文见 028 页）

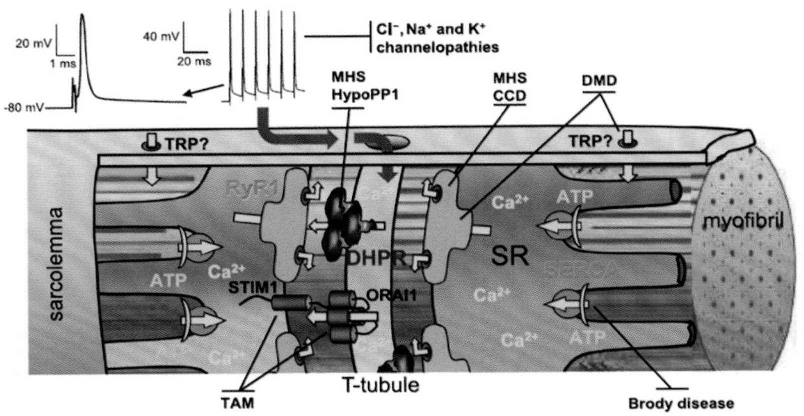

图 3-2　骨骼肌中与肌电兴奋、EC 耦合和 Ca^{2+} 处理相关的关键分子和步骤（正文见 030 页）

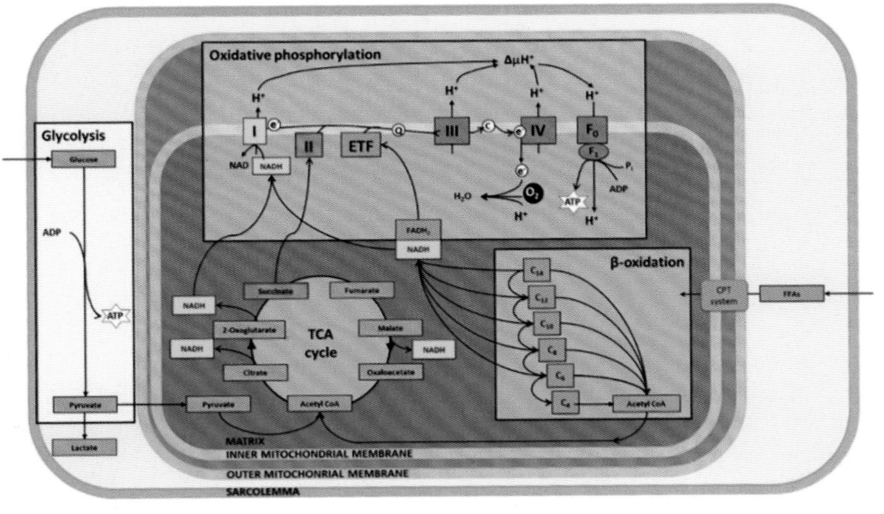

图 3-3　骨骼肌能量代谢（正文见 034 页）

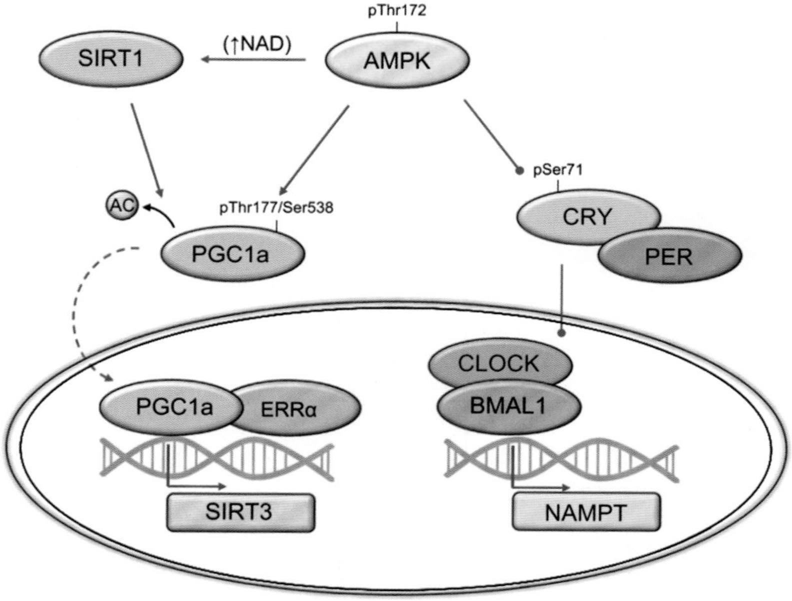

图 3-4　AMPK 在线粒体功能中的作用（正文见 035 页）

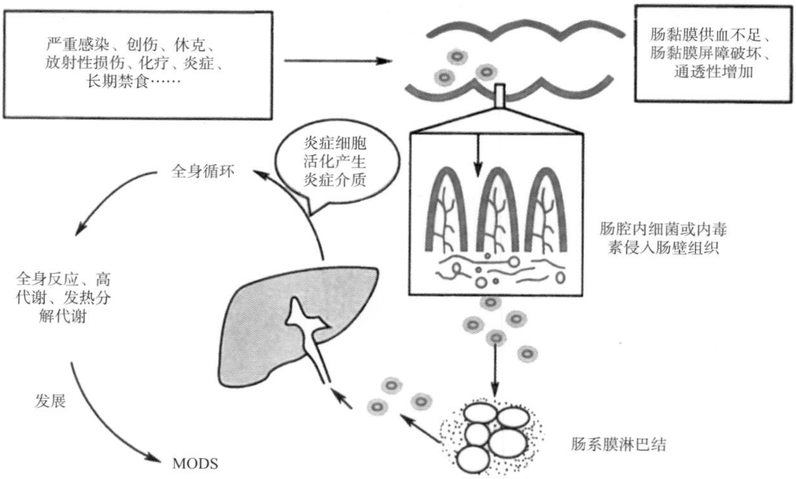

图 3-7　肠源性毒素或细菌引起 MODS 的机制（正文见 046 页）

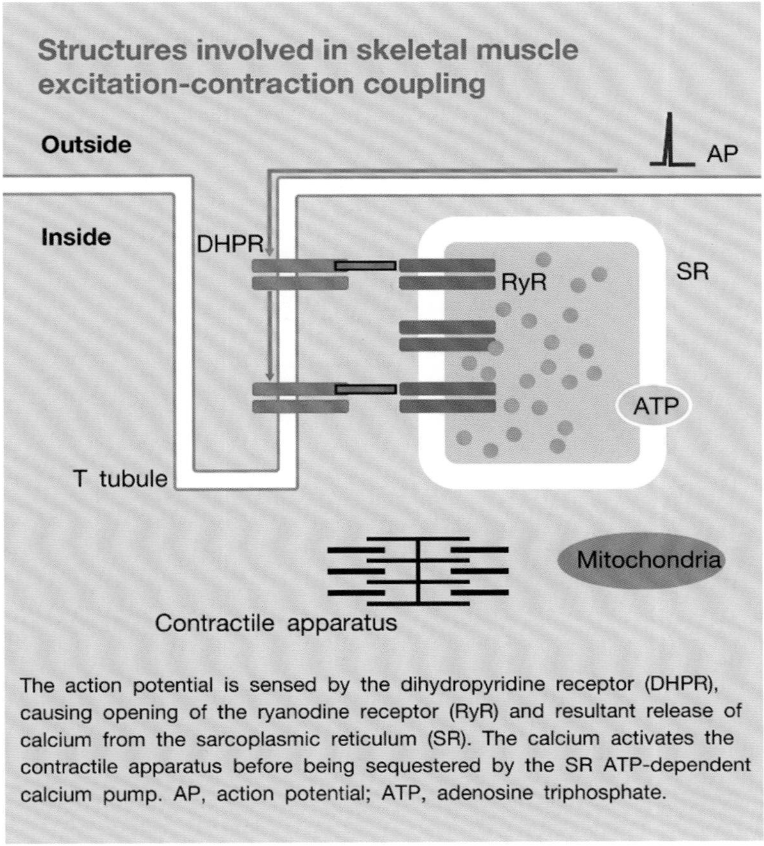

图 7-1　骨骼肌兴奋收缩偶联的分子结构基础（正文见 120 页）

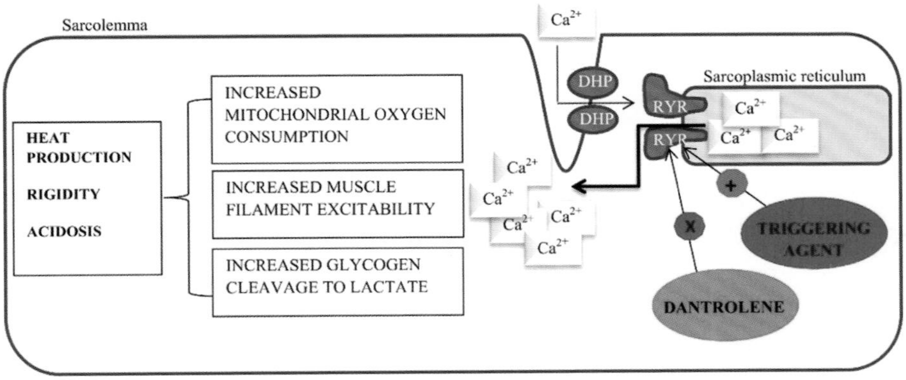

图 7-2　恶性高热致病性突变最终导致骨骼肌收缩失调（正文见 122 页）

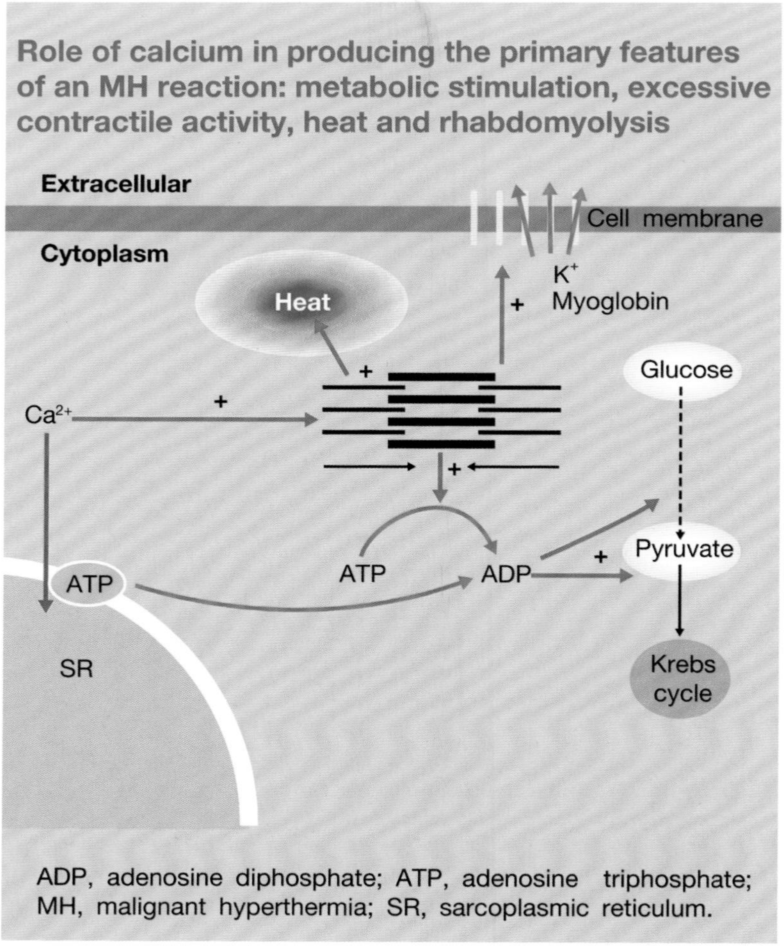

图 7-3 钙离子在 MH 发生中的作用（正文见 124 页）

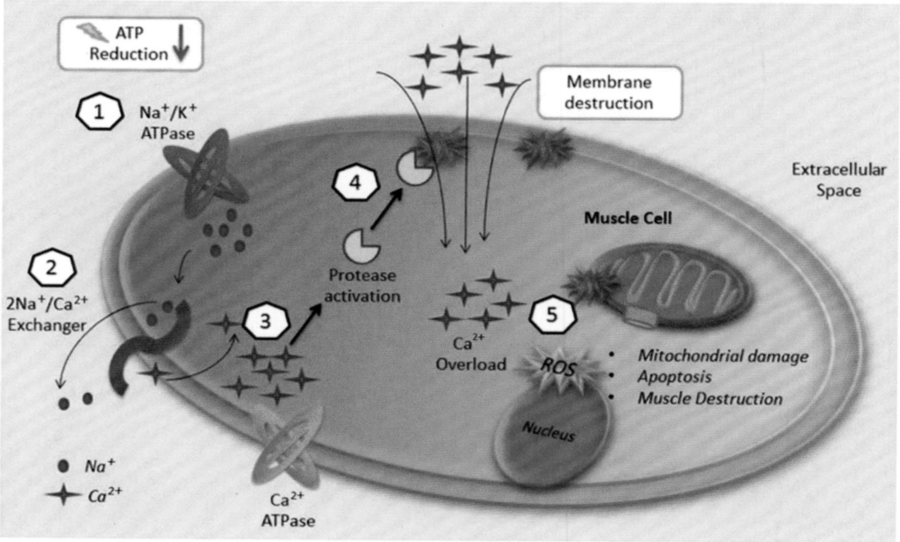

图 9-1 横纹肌溶解破坏机制（正文见 143 页）